子どもを喜ばせる ナースの簡単技 BEST40

青木智恵子著

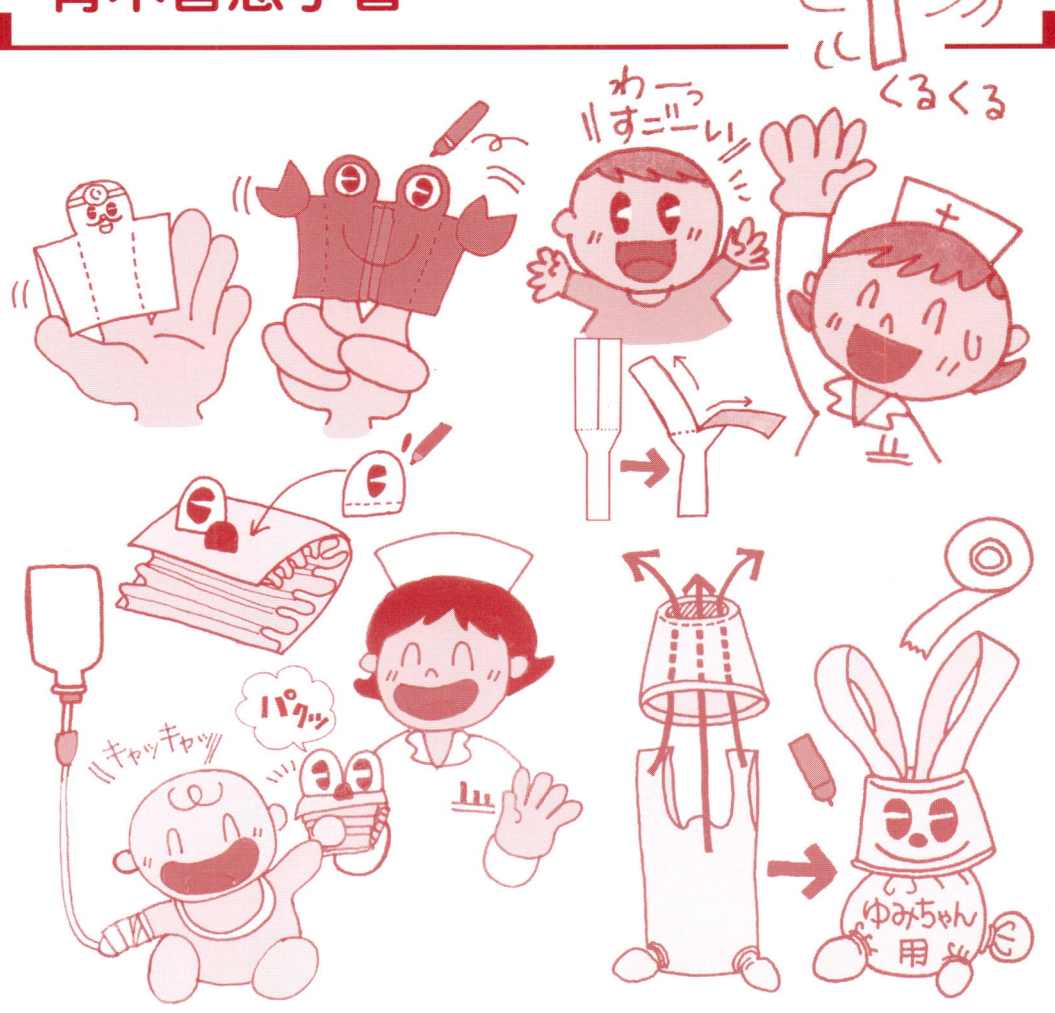

黎明書房

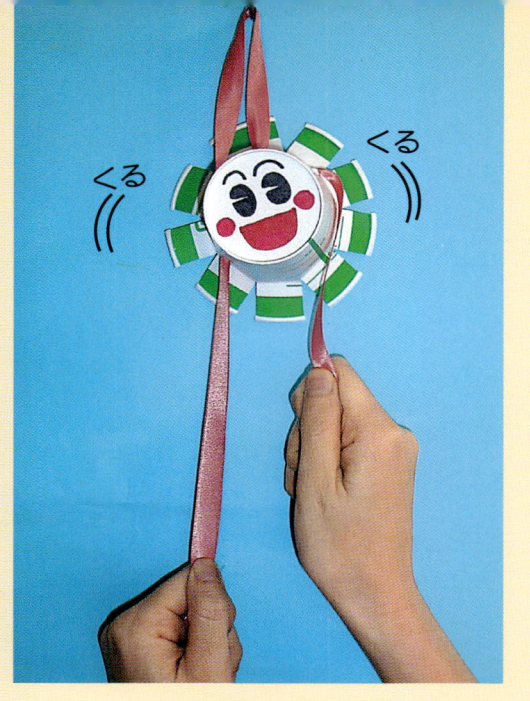
▲くるくる登る顔人形 （P.22）

▼手袋たこ人形 （P.12）
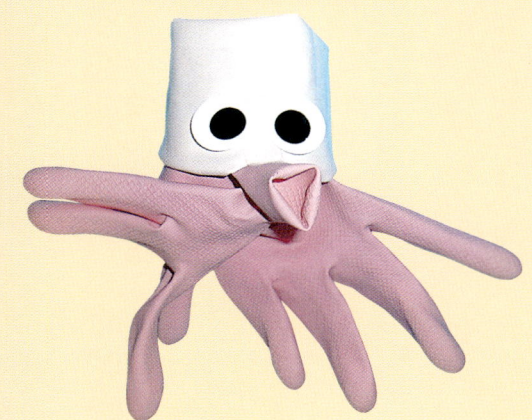

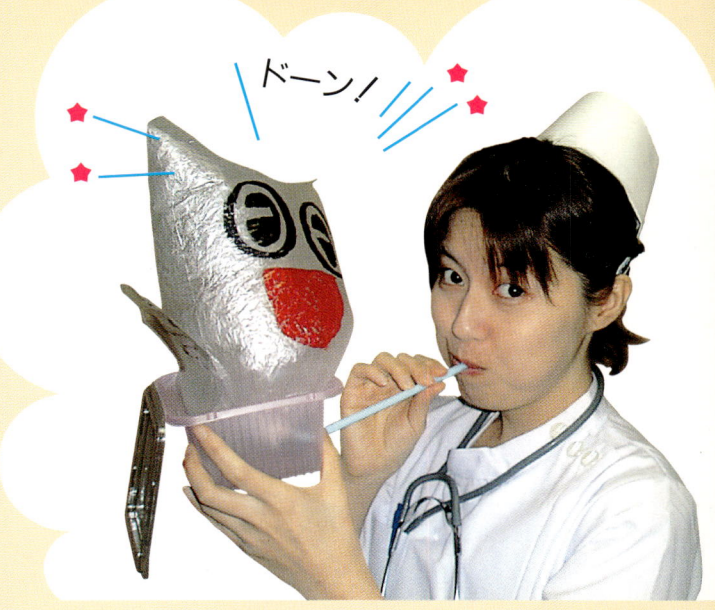
▲びっくり箱ドン！ （P.30）

▲紙コップカスタネット （P.18）

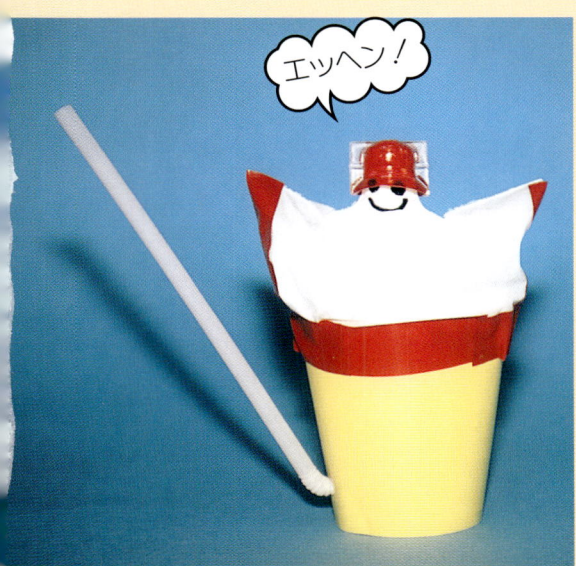

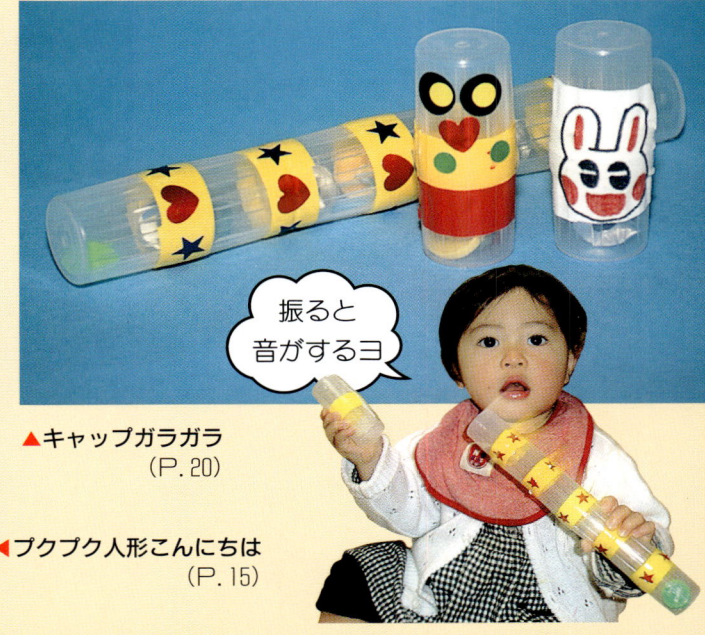
▲キャップガラガラ （P.20）

◀プクプク人形こんにちは （P.15）

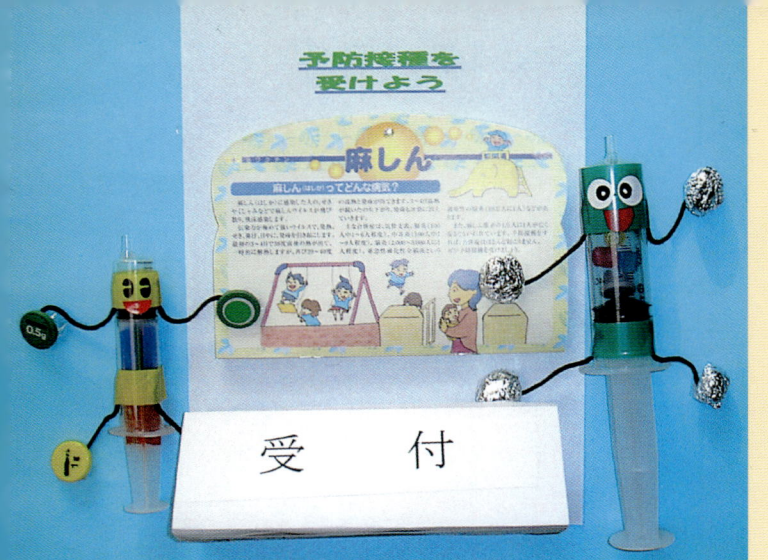
▲シリンジガラガラ（P.40）

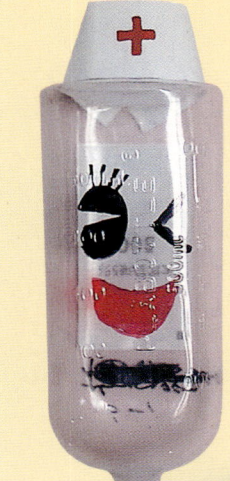
変身〜!!
ナースになっちゃった♥
◀ミニミニナースキャップ（P.60）

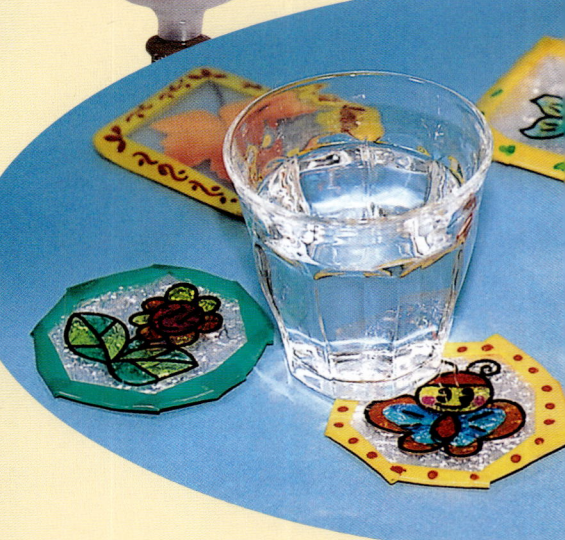
おしゃれコースター（P.42）▲

◀一輪挿しでホッとな演出（P.51）

▲スピードステンドグラス（P.35）
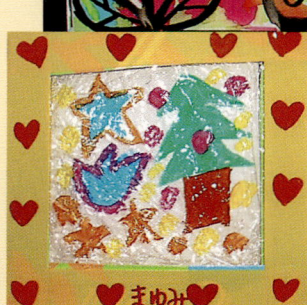

おちゃめな絆創膏技（P.48）▼
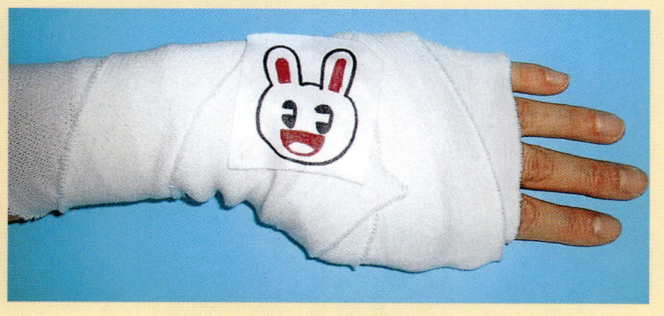

舌圧子マジック▶
（P.68）
アレレ，手を離しても落ちないヨ!!
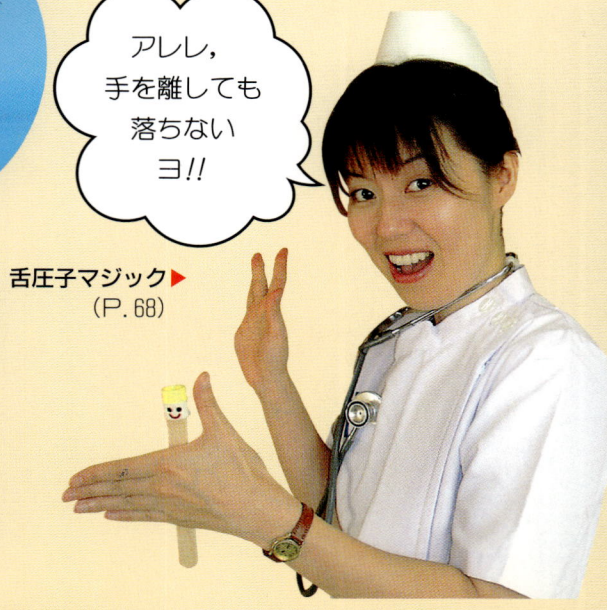

はじめに

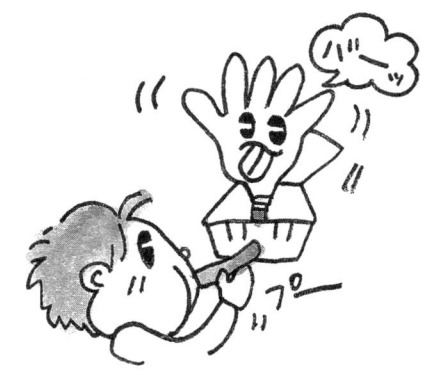

　小児病棟，外来，といっても多種多様です．大学付属病院もあれば個人病院もあり，療育センターのようなところもあれば救急専門もあります．病棟1つをとっても産科や内科の患者さんといっしょのところもあります．また，同じ病棟でも日によって緊急度の高い子が入院してきたり人数が多くなったりすることもあれば，時期によって慢性の経過の子が多くなったり，ということもあるでしょう．赤ちゃんが多い時もあれば，小学生など，大きいお兄ちゃんお姉ちゃんが来ることもあります．忙しさも様々です．

　そのようないろいろな現場でがんばっている医療関係者の皆さんを見ていると，本当に心から尊敬してしまいます．

　やらなくてはならない処置に追われている忙しい中でも，患児や親に声をかけてくれたり勇気付けてくれたり……．そんな皆さんを見ていて，医療の形態は様々でも，それぞれ現場で働く小児医療従事者の方には共通の特徴がある，と私は思いました．それは子どもを何とかしてあげたい，喜ばしてあげたい，という熱い思いです．そういう気持ちがなくては，採算性も低く激務である，この小児医療にあえて携わろうとはなかなか思わないのではないでしょうか．

　忙しい業務の中，ふとした時間に，ちょっと子どもを喜ばせてあげたいな，と思ったことはありませんか？　子どもや，付き添いの母親にとっては小さな心遣いが嬉しかったり楽しかったり，また，気晴らしになったりもします．

　もちろん，時間さえあれば，子どもにちょっとしたあそびやゲーム，おもちゃを通して病棟での生活の中に楽しみを与えてあげたい，と思うでしょう．しかし実際，頭ではわかっていてもなかなかそんな余裕はない，というのも実情です．保育園や幼稚園のように色画用紙や粘土がふんだんにあるわけでもありません．また，道具がなくてもできるようなちょっとしたおもちゃやあそびの保育の本などに目を通す暇もありません．保育士さんや幼稚園の先生だといろいろなテクニックを持っていて，当たり前のようにアドリブでいろいろ赤ちゃんや子どもを喜ばせてくれますが，医療現場の世界から見ると，日進月歩の小児医療の技術や知識に追いつくのが精一杯で，処置に追われているのが現状です．子どもの心にとって「あそび」というのが大事なことだとはわかっていても，それよりも優先してやるべきことが多くて，そんなプラスアルファのことまでする余裕がない，ということもわかります．

　そのような中であえて「今，小児病棟（外来）でできる技！」というのを集めてみました．ナースステーションにあるものや身の回りのものを使い，外に出なくても「今，作れる」「今，できる」という技ばかりです．もちろん道具がなくてもできる簡単なあそびも紹介してあります．

自分が働いている現場にしてみると「簡単すぎる」「もう知っている」というのもあるかもしれません。また「こんなので子どもは喜ぶのかしら」と思うものもあるかもしれません。が，意外に若い付き添いの母親だとどんなふうに赤ちゃんに歌を歌ってあげればよいのか，触れてあげればよいのか，わからない方も多いのです。付き添いの保護者がいる場合には教えてあげてもよいでしょう。また，本書の特長としては，簡単なおまじないなどでも「触れる」ということを大事に考えてみました。また，よくある歌あそびなどでも医師やナースのバージョンを加えて，より子どもが親しんでくれるように工夫してみました。さらに，消灯後から寝付くまでの子どものさびしい夜勤帯の小技も盛り込んであります。

　赤ちゃんはガラガラをふったり物を引っ張るだけで楽しかったり刺激になります。そして子どもに限らず，心が弱まっている時は看護師さんや助産師さんのちょっとしたあそび心が，とても嬉しかったりするものです。私も一母親として子どもが大病をして入院した際に，どんなに看護師さんや助産師さんに癒していただいたことでしょう。

　子どもが入院している時，点滴ボトルにかわいいうさぎの絵が描いてある絆創膏が貼ってありました。看護師さんが描いてくれたのです。あまり上手ではなかったのですが，子どもはそれを指差して「ワンワン（犬だと思ったらしい）」と言って喜んでいました。私は優しい看護師さんの心遣いがとても嬉しく，付き添いで疲れていた心が癒されたような気さえしました。「あそび」や「笑い」の力は本当に偉大です。加えて医師や看護スタッフの方の笑顔の力も偉大です。

　本書が子どものために日々がんばっている現場や施設の医師，看護師さん，助産師さん，ひいては小児医療，療育に携わるすべての皆さんのお仕事の一助になれば幸いに存じます。一母親として，一看護師として，一保健師としての渾身の１冊です。どうか，どこかの誰かのお役に立てるように祈っております。

青木智恵子

本書を利用するにあたって

1　マークの説明

🏵 お手軽度

 簡単につくれます。コストや時間も，あまりかかりません。道具もほとんど使いません。

 工夫や時間が少し必要です。

 時間がかかります。

🏵 道具

 はさみ（カッターで代用できる場合があります）

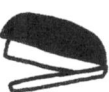 ホチキス

 カッター

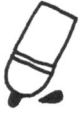 油性ペン（他のペンでも代用できる場合があります）

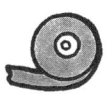 カラービニールテープ（他のテープで代用できる場合があります）

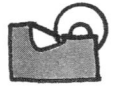 セロハンテープ（他のテープで代用できる場合があります）

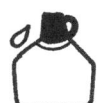 ボンド

2　注目！

★カラービニールテープ

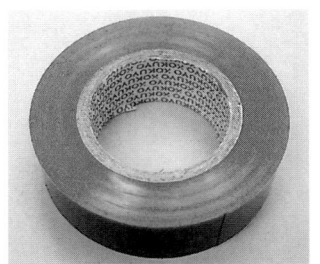

- 患者さんの何かの目印にもよく使われますね。はがすのも簡単ですし，巻くだけでカラフルなので装飾にもなります。テープの上から油性ペンで模様や名前を書けるので，便利です。

★坐薬挿入用シート

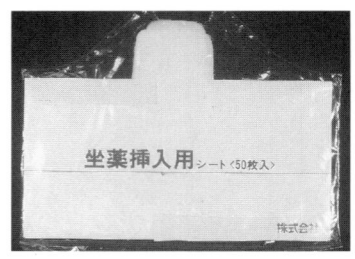

- 本文に「坐薬挿入用シート」がでてきます。小児から成人までの坐薬の挿入に大変便利です。現在のところ市販はされていませんが，解熱・鎮痛の坐薬を扱っている薬品会社のMR（医薬情報担当者）さんを通して入手できることが多いです。

3　おことわり

- 本文中にでてくる医師やナースのマークやイラストについてですが，実際，現場では耳鼻科などの科を除き，額帯鏡をつける医師が見受けられなかったり，また，ナースキャップに十字のマークがついているというのも特殊だと思います。ナースキャップ自体つけない病棟も多くなってきています。が，マークとして子どもが親しみやすいということや，図でわかりやすく説明するためなどから，あえて描き入れている部分があることをご了承ください。
- 「看護師」という言葉はすでに定着しつつありますが，子どもによって，「看護婦さん」という言葉の方がなじみやすければ，本文中の言葉を変えて使用してください。
- 本書は各々の小児の状態に合わせて，応用していってください。また，本文中にでてくるものの医療衛生上の取り扱いには，厳重に注意してください。医療の常識も日々変化していくため，この本が出版されるころには，また新しい内容が必要になってくることもあるかもしれません。日進月歩の医療の変化に合わせつつ，本書を活用してください。

も●く●じ ♥♥♥♥♥♥♥♥♥♥♥♥♥♥♥♥♥♥♥♥♥♥♥♥♥♥♥♥

はじめに　1
本書を利用するにあたって　3

1　ナースの今すぐの簡単おもちゃ技

❶　坐薬挿入用シート指人形
　　―ナース人形やお医者さん人形で楽しく会話　9

❷　手袋たこ人形
　　―見ただけで子どもはニコニコ笑顔　12

❸　パクパクわんちゃん
　　―かみついてあげるだけで子どもは大喜び　13

❹　プクプク人形こんにちは
　　―紙コップからむくむくパッ！　15

❺　ディスポプラスチック手袋人形
　　―うさぎの鳴き声も出せます　17

❻　紙コップカスタネット
　　―泣いていた子も思わず静かになるかも　18

❼　キャップガラガラ
　　―思わず赤ちゃんもニッコリ　20

❽　くるくる登る顔人形
　　―ベッドサイドの手すりを利用してもOK　22

❾　うきうき　おみくじ
　　―今日は，いいことあるのかな？　26

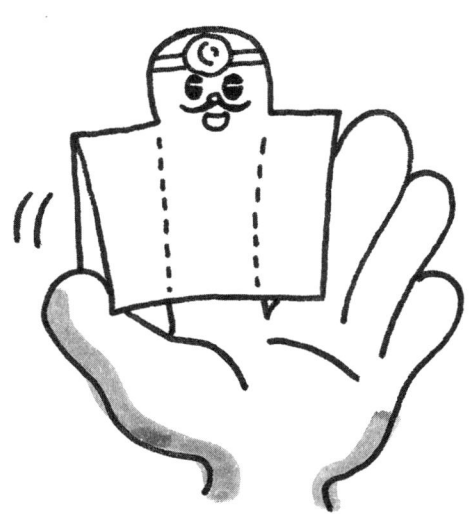

⑩ びっくり箱ドン！
　ー中からおばけがムクムクバー！　30

⑪ くすり のめたよ！ ウサギマン
　ー薬のゴミをパクパクたべるよ！　32

⑫ スピードステンドグラス
　ーどの子もすばらしい絵が描ける　35

⑬ シリンジガラガラ
　ー予防接種の呼びかけポスターに最適　40

⑭ おしゃれコースター
　ー水にぬれても大丈夫　42

⑮ カラフルふた貼り絵
　ー廊下に飾ってもいいね　44

⑯ そのままマーク
　ー医師，看護師，動物たち　47

2　外来・病棟でのナースのちょこっと技

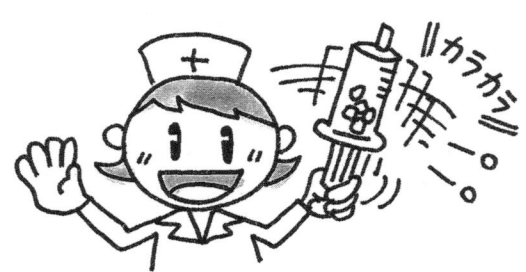

⑰ おちゃめな絆創膏技
　ー点滴もちょっぴり心がなごみます　48

⑱ 一輪挿しでホッとな演出
　ートイレや洗面所に飾っては　51

⑲ お仕事しましょ
　ー退屈している子どもにシール貼り　55

3　これぞナースの神（紙）技!?

⑳ 今すぐ紙プロペラ
　ー落ちる姿がかっこいい　56

㉑ 見えない魔法の糸
　ーあーら不思議，紙がおじぎを　59

㉒ **ミニミニナースキャップ**
　―点滴ボトルにのせても楽しい　60

㉓ **誰でもできるすてきな切り絵**
　―広げればきれいな模様のでき上がり　62

㉔ **「へのへのもへじ」のバリエーション**
　―先生は「へろへろししじ」だ　65

㉕ **簡単絵かきうた**
　―見せるだけで幼児は大喜び　66

4　ナースの今すぐマジック

㉖ **舌圧子マジック**
　―のどを見るヘラに不思議な力が　68

㉗ **落ちない不思議なペン**
　―超簡単マジック　69

㉘ **親指が切れちゃった！**
　―小さい子に意外にウケます　70

5　ナースの今すぐちょっとのゲーム

㉙ **顔じゃんけん**
　―笑ったら負けですよ　72

㉚ **やおやさんにあるもの　なんだろな**
　―病院バージョン付き　73

㉛ **簡単指遊び・手遊び**
　―車椅子の子でもできる4つの遊び　76

㉜ **げんこつ山のたぬきさん**
　―だっこして　おんぶして　またあした　78

㉝ **光遊び**
　―臥床したままでもOK　80

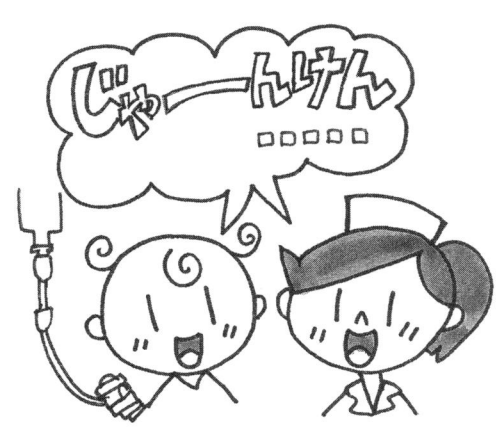

6　子どもが喜ぶナースのおまじない・うらない

㉞　いたみの　おまじない
　―子どもはやさしい言葉を待っています　81

㉟　おなべふ　うらない
　―小さい子とスキンシップ　84

7　ナースのとっておきの言葉遊びいろいろ

㊱　抜糸はバシッと！
　―ダジャレ，上から読んでも，早口言葉で笑おう　87

8　眠れない子のためのナースの技 BEST4

㊲　歌ってあげたい子守歌
　―さみしくて眠れない子に　91

㊳　影絵でひととき
　―見回り用の懐中電灯が役立ちます　92

㊴　寝るの祈るね
　―おやすみ前の回文とダジャレ　96

㊵　いい夢が見れますように
　―おまじないを教えましょう　97

あとがき　99

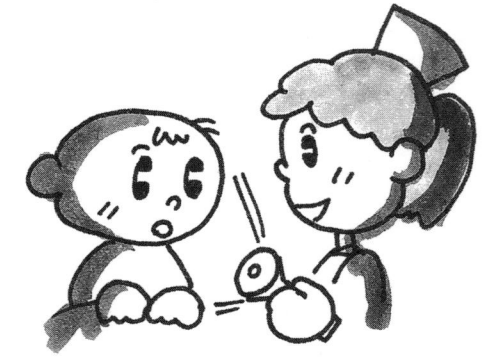

1 ナースの今すぐの簡単おもちゃ技

1 坐薬挿入用シート指人形
ナース人形やお医者さん人形で楽しく会話

　MR（薬品会社の医療情報担当者）さんを通して入手できる坐薬挿入用シートは，とても便利。油性ペンで顔を描くだけででき上がり。

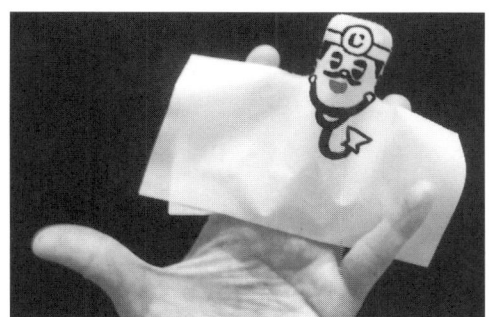

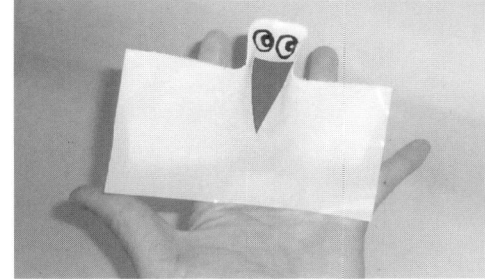

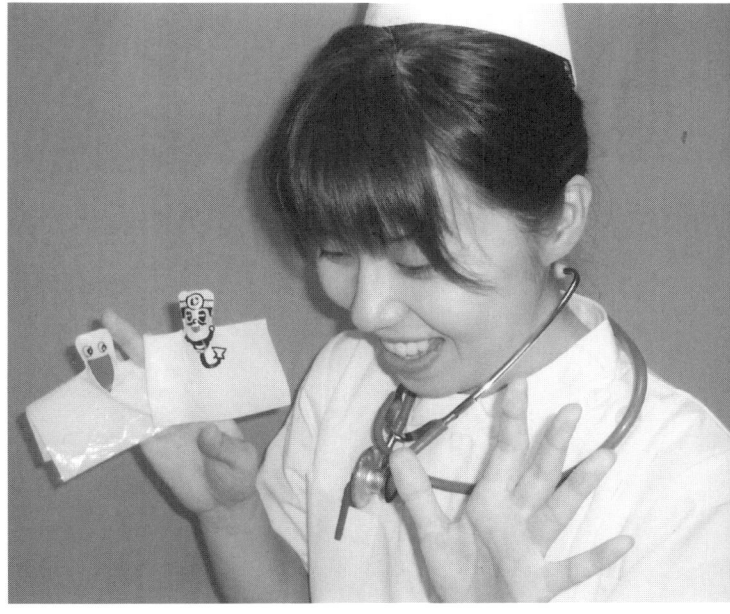

●用意するもの●

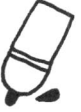　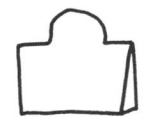

・油性ペン　・坐薬挿入用シート（未使用）

※坐薬挿入用シートは，坐薬を扱っている薬品会社のMRさんを通して入手できることが多いです。（4ページ参照）

つくり方

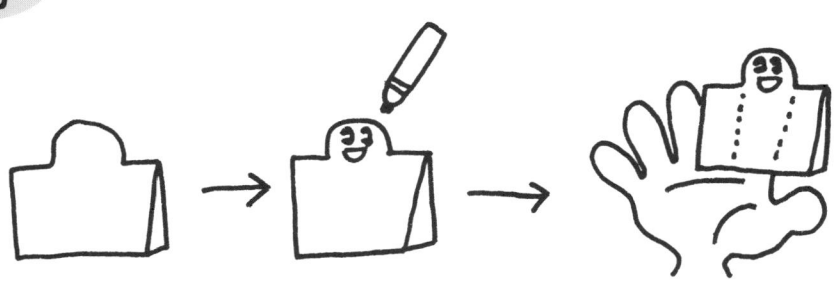

目や口を描いて　　　指にさすだけ

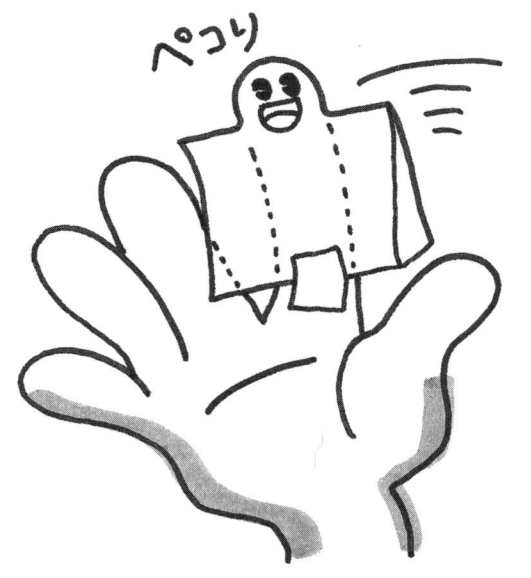

✺ポイント・1 ✺

- 指が汗ばんでいるとシートが指にくっついて動かしやすい。
- 指の太さによっては，セロハンテープで固定した方がよい時もある。

✺ポイント・2 ✺

- シートの色が白いので「おばけ」「医者（担当の小児科医など）」「ナース」……などの人形をつくると，臨場感がアップします。

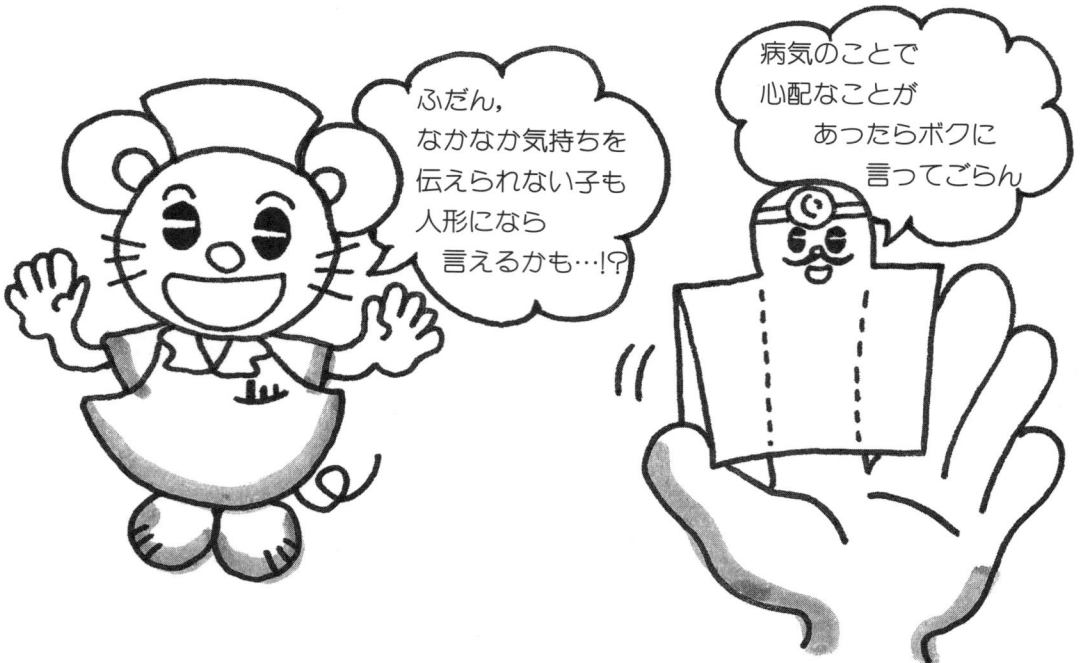

Let's 活用！
9ページの活用です

1 その辺にある白い紙をまるく切って，顔をつけてもかわいいです。

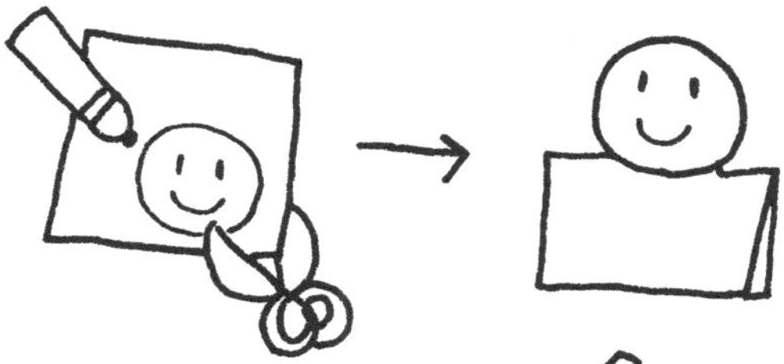

2 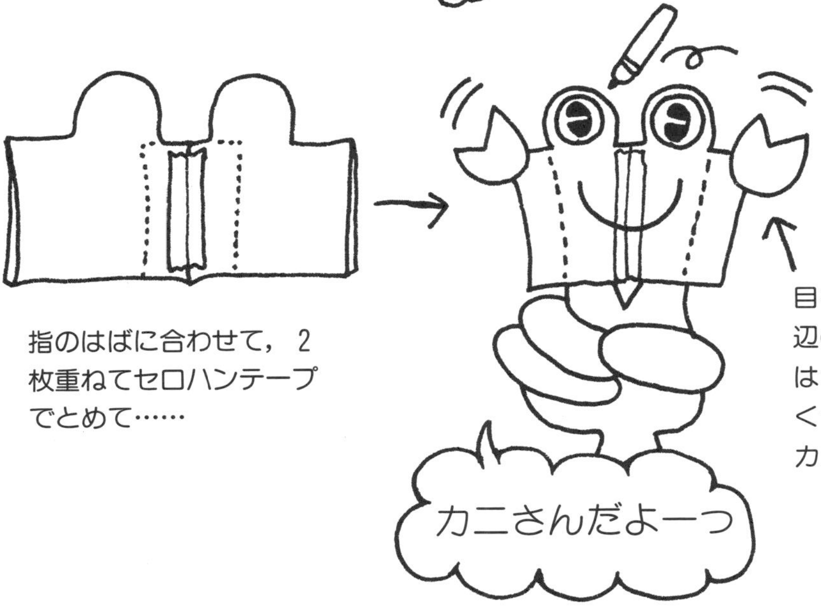 指のはばに合わせて，2枚重ねてセロハンテープでとめて……

目を描き，その辺の紙を切って，はさみをつくってつけるとカニができます。

カニさんだよーっ

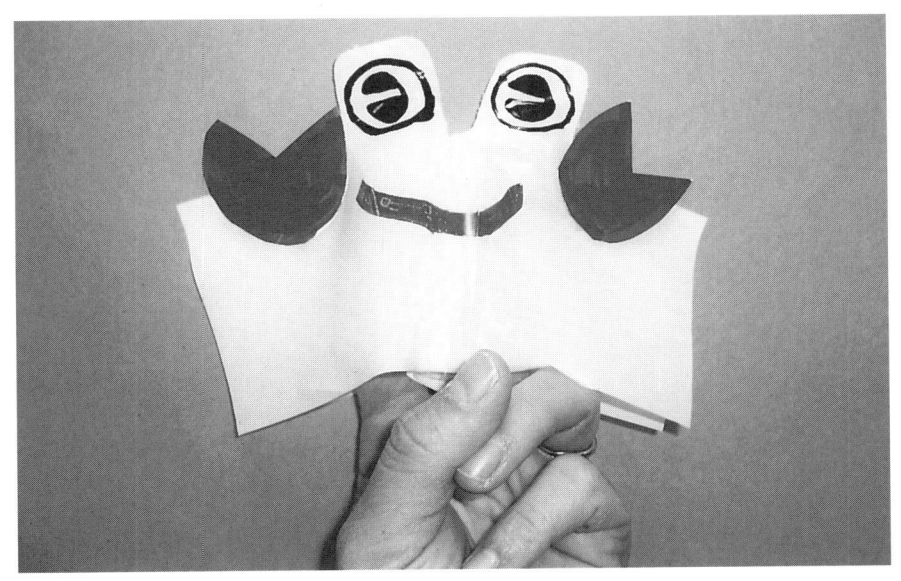

② 手袋たこ人形
見ただけで子どもはニコニコ笑顔

ちゃんと8本の足があるたこ人形です。赤い手袋でつくると，ゆでだこのようになります。油性ペンで目を描くとかわいいです。

●用意するもの●

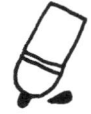
・油性ペン

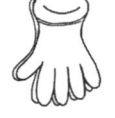
・手袋1揃い

※手袋は，台所のゴム手袋やディスポ手袋（未使用），軍手などを使うとよい。

つくり方

①
手袋を2枚重ねて折り込む。（手袋の厚さによって，何回か折ってもよい）

②
親指の指先を1本だけ押し込み，たこの口をつくる。

もう1本の親指を頭の中に入れる。

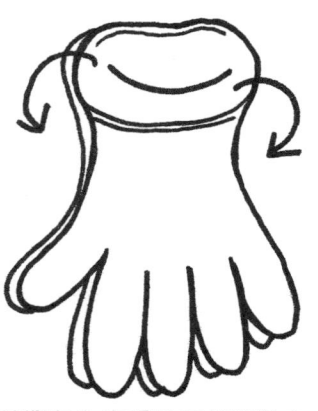

ちゃんと足が8本あるんだゾ〜〜

目や，ハチマキや，イボイボを，ペンで描いてでき上がり〜〜〜

1 ナースの今すぐの簡単おもちゃ技

③ パクパクわんちゃん
かみついてあげるだけで子どもは大喜び

　空き箱の中にあるうねうねしたしきり紙を使えば，それだけですぐにできる指人形です。耳やひげをつけたり，口の中を赤くすると，うさぎやねこやワニなどにもアレンジできます。

　小さめのものは，そのまま手にフィットするので操作しやすいです。大きいものは，厚紙などで持ち手をつけてもよいでしょう。

　大きいものは，ダイナミックなので，獅子舞の頭や，ワニやカバなどにしても楽しいです。

●用意するもの●

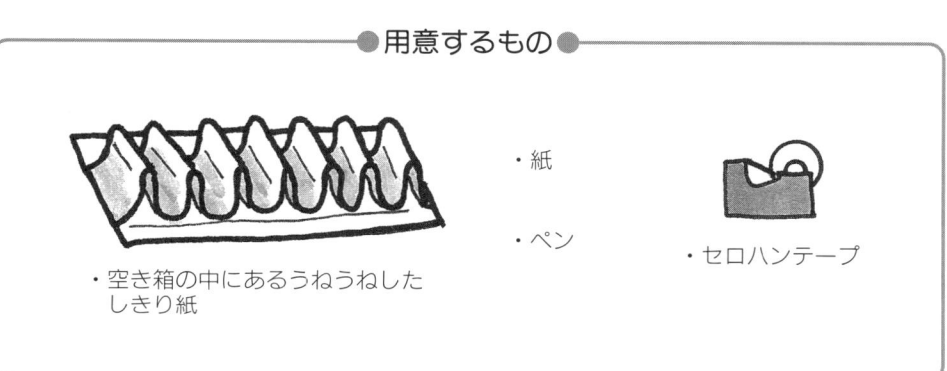

・空き箱の中にあるうねうねしたしきり紙
・紙
・ペン
・セロハンテープ

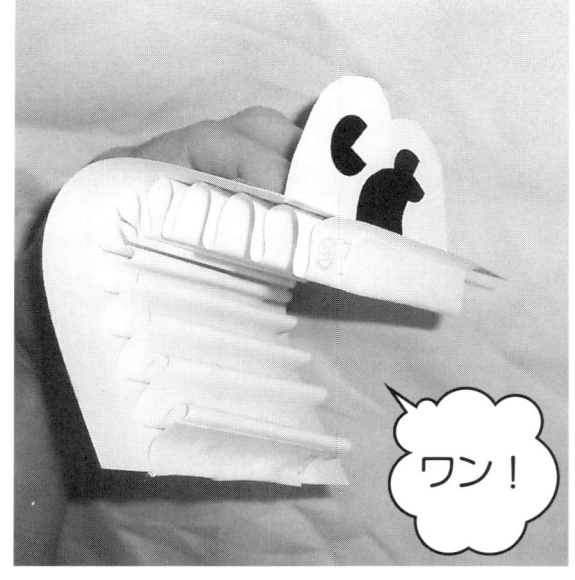

ワン！

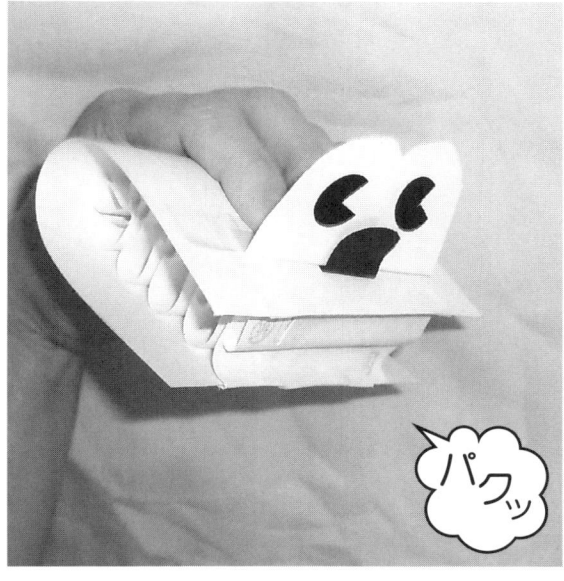

パクッ

つくり方

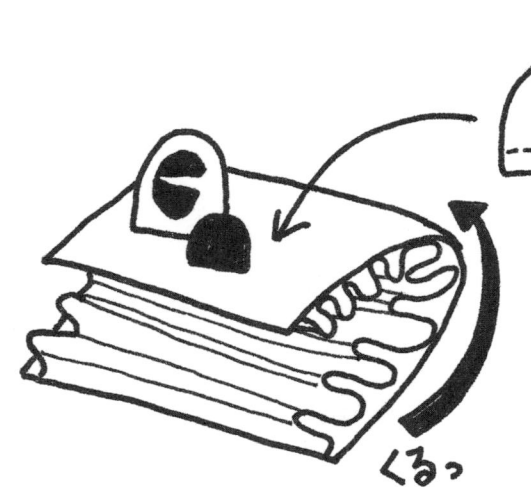

端を少し折ると，セロハンテープなどでつけやすい。

空き箱の残りの紙でもよいし，なければメモ用紙などでもよいので，紙に目や鼻を描き，セロハンテープなどでうねうねしたしきり紙の裏側につける。

※ポイント・1※

- 小さめのものは，そのまま手をそえてパクパク動かせます。曲がり具合もちょうどよいでしょう。
- 大きいものは，残りの厚紙や，カラービニールテープなどで持ち手をつけると操作しやすいでしょう。

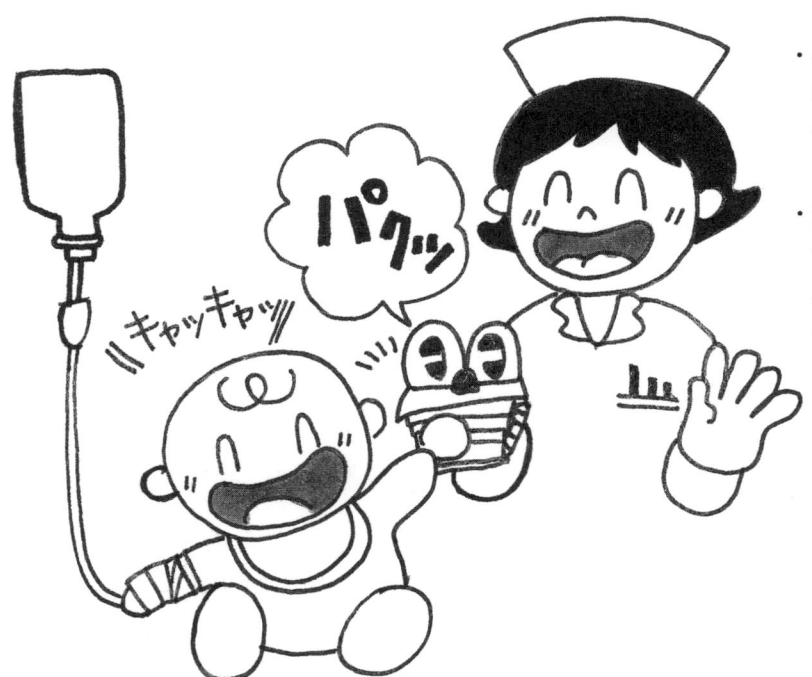

※ポイント・2※

- 1歳前後の子でも，手にかみついてあげるだけで単純に喜びます。
- 幼児だと，おしゃべりしてあげてもよいでしょう。

④ プクプク人形こんにちは
紙コップからむくむくパッ！

ストローで息を吹き入れると，紙コップからムクッと人形が飛び出してきます。

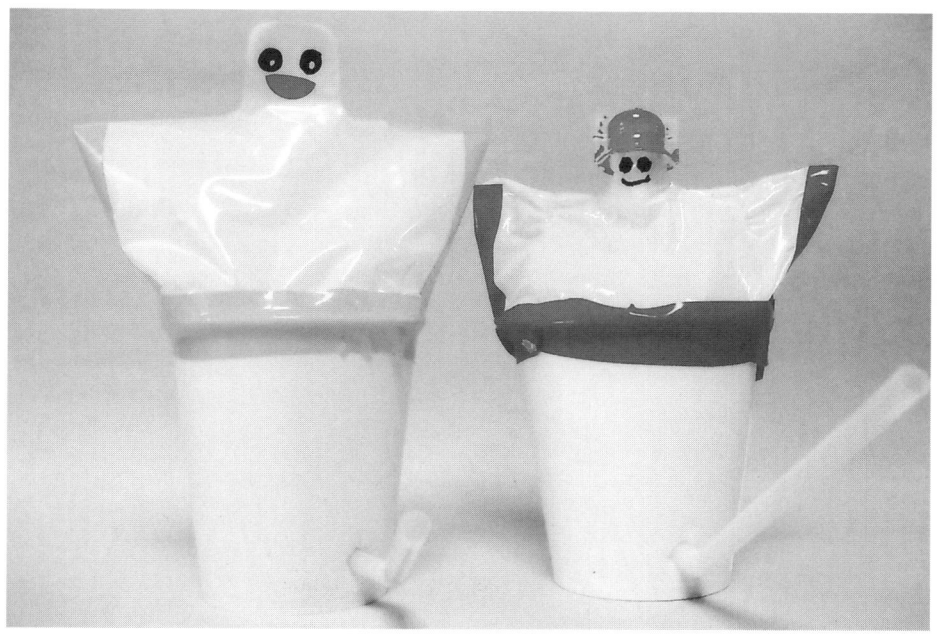

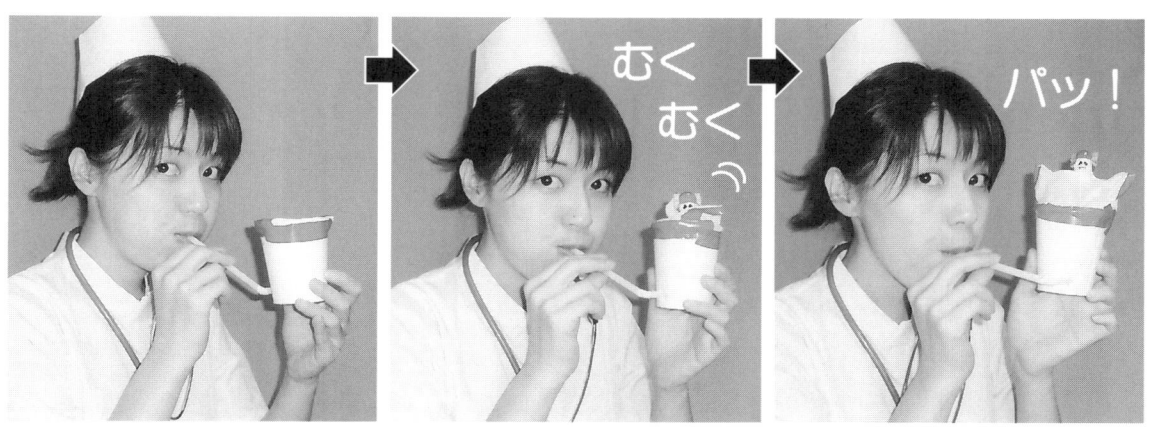

●用意するもの●

- 坐薬挿入用シート（4ページ参照）が，紙コップの口径にぴったりですが，小さめのビニール袋でも代用可。
- 紙コップ
- 曲がるストロー

- カッター（なくても可）

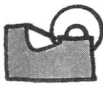

- セロハンテープ（カラービニールテープでも可）

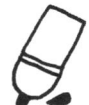

- 油性ペン

つくり方

①

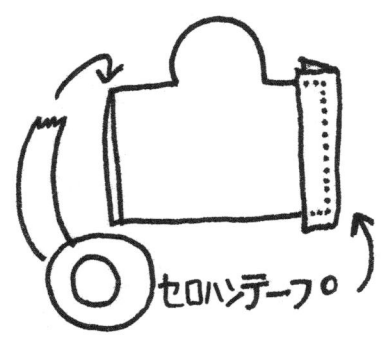

- 坐薬挿入用シートの両脇をセロハンテープでとめます（つまり横から空気がもれないようにします）。
- カラービニールテープを使ってもかわいい。小さいビニール袋で代用する時は，この作業はいりません。

②

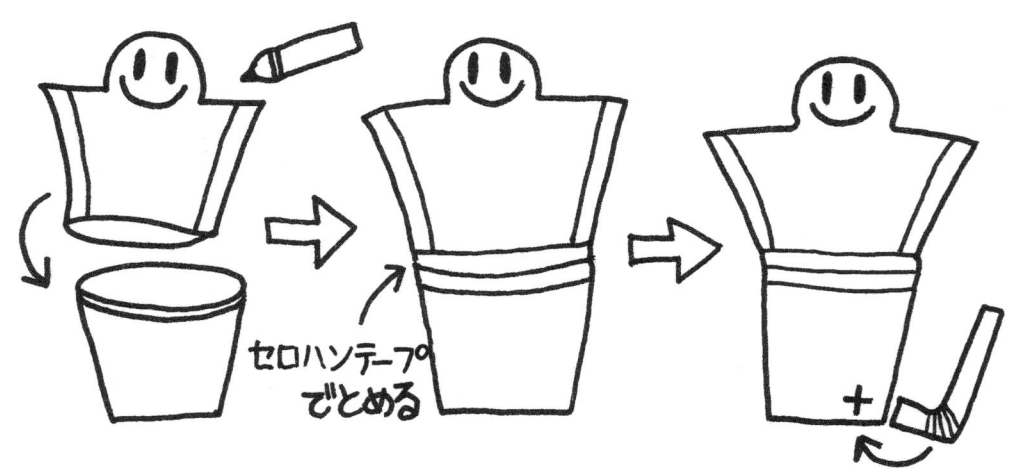

できあがった袋に顔を描き，紙コップにかぶせて，空気がもれないように，しっかりセロハンテープでとめます。

カップの下の方に切り込みを入れて（カッターがなければボールペンの先でも穴があけられます），ストローをさします。

☙ポイント☙

- 頭の部分にティッシュをつめたり，ふたを帽子のようにかぶせても，かわいらしくなりますね。(15ページ参照)

⑤ ディスポプラスチック手袋人形
うさぎの鳴き声も出せます

油性ペンで顔を描くだけの簡単技。熟練してうさぎの鳴き声が出せるようになると，子どもも喜ぶのでは……!?

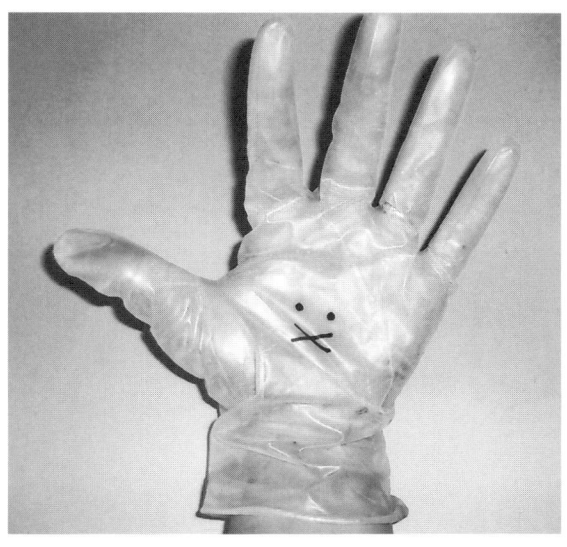
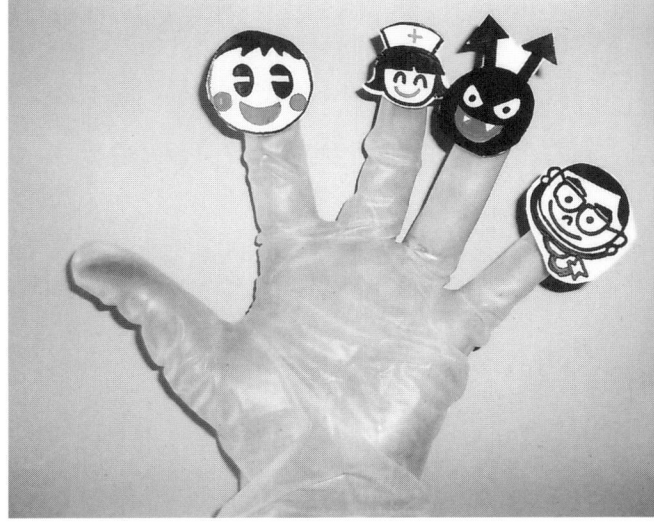

注意❢ ディスポとはいえ，コストがかかっているのが難点。（4円〜10円程度）

●用意するもの●

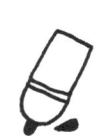
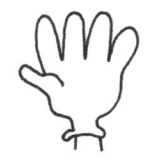

・油性ペン
・ディスポプラスチック手袋（未使用）

※少しこりたければ，余っている紙に顔を描き，切り抜いて指先につけてもよい。

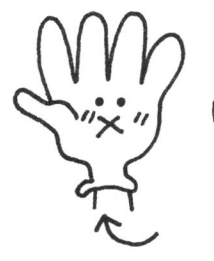
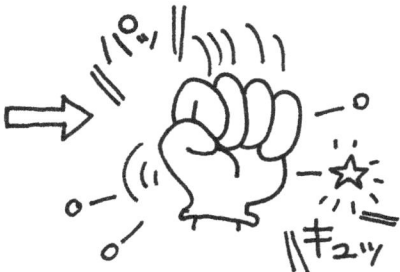
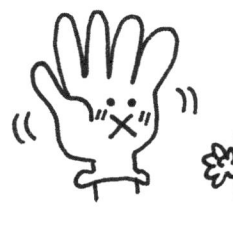

少し空気を含ませて…

パッと勢いよく手を握ると，キュッと音が出ます。

うさぎの鳴き声みたいですね！

❻ 紙コップカスタネット
泣いていた子も思わず静かになるかも

音が鳴るおもちゃは，何となく楽しいですね。診察の時などに，ふと鳴らすと，泣いていた子も「おや？」と静かにしてくれるかも……!?

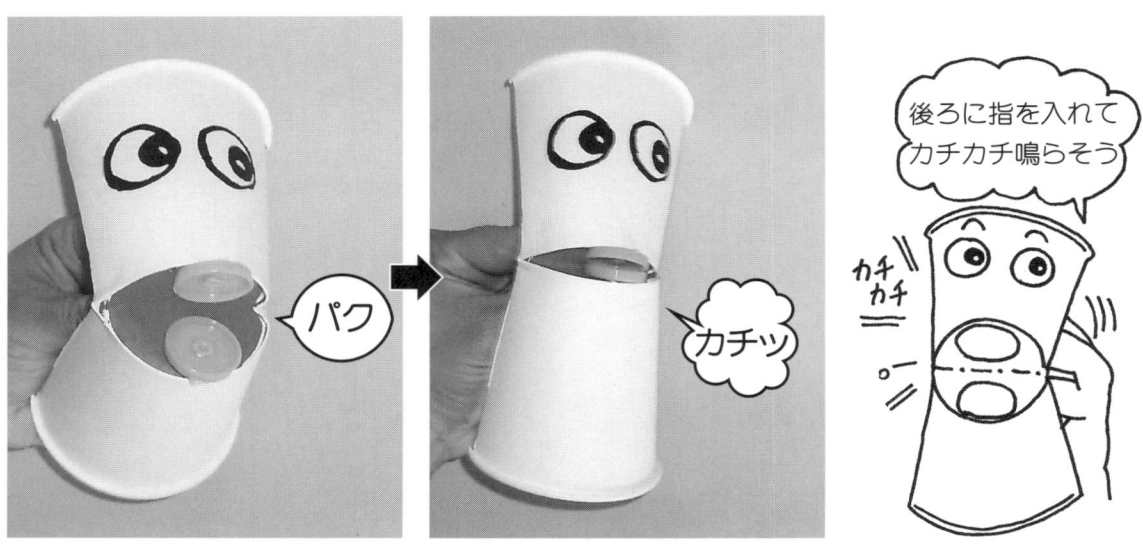

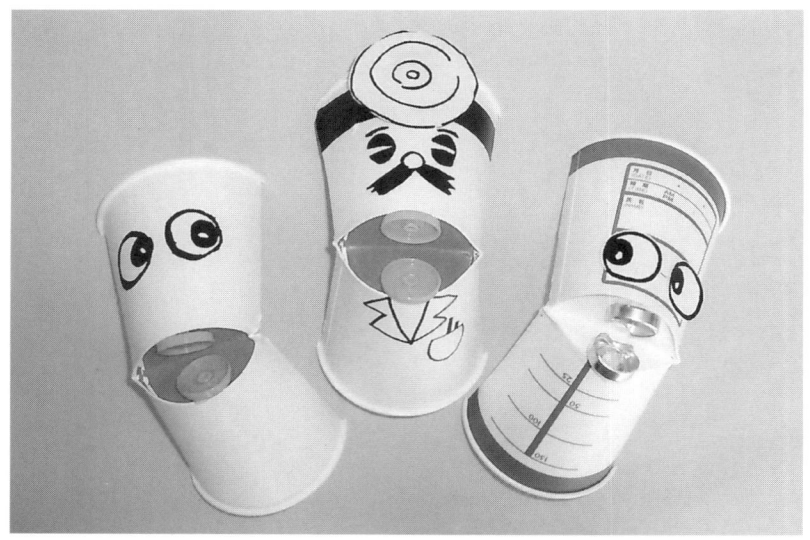

●用意するもの●

・紙コップ
・詰め所内にあるカラフルなふたや，ガラスびんのふたなど

 ・はさみ   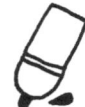 ・油性ペン   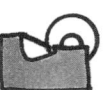 ・セロハンテープ

1 ナースの今すぐの簡単おもちゃ技

つくり方

① 紙コップの両端をまっすぐに切る。

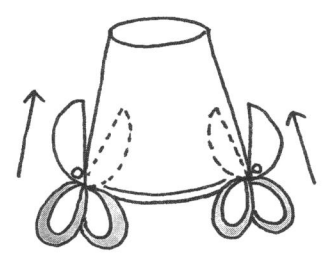

②
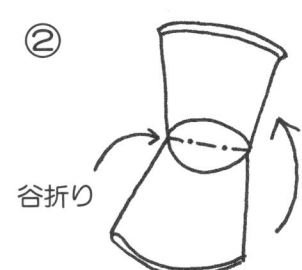

谷折り

片方を上におこす。

③
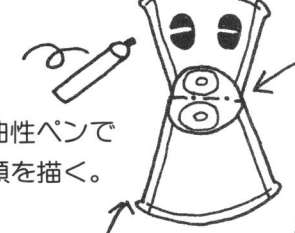

油性ペンで顔を描く。

紙コップの切り口は鋭利なので，テープで保護した方がよい。

カラフルなふたを上下につけて，でき上がり。

◆ポイント◆
・セロハンテープが表にでていると，カチカチという音が出づらいので，注意しよう。
・指がすべって持ちづらい場合は，持つところにすべり止めのテープや輪ゴムをつけるとよい。

上下の面にカラフルなふたをつける時は……

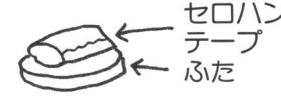

← セロハンテープ
← ふた

セロハンテープをくるりとまるめてつける。

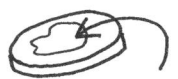

もしくは接着面にボンドを使う。

Let's 活用！

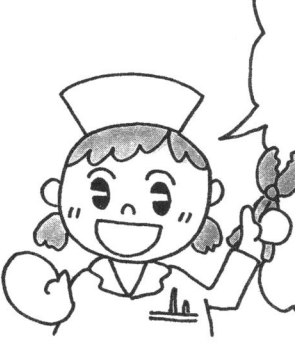

小さいガラスびんのふたは，ペンチで簡単に外れるヨ。このふたを使うとカチカチという音も，もっときれいに聞こえます。

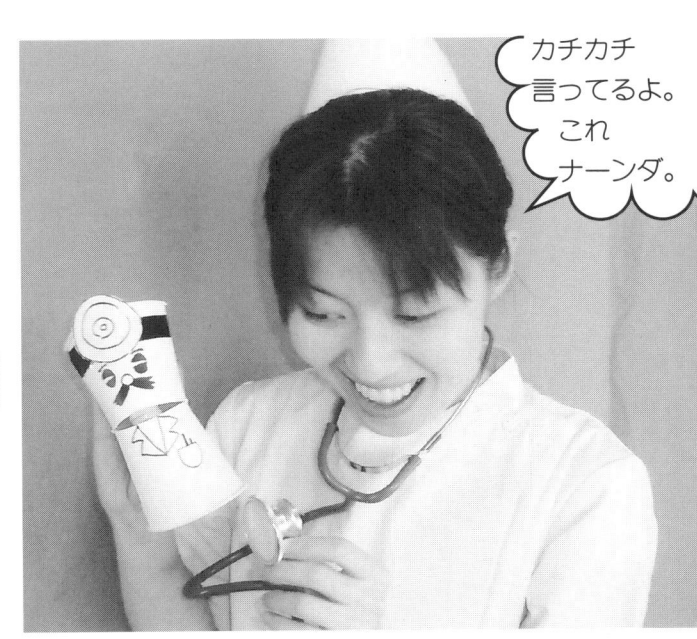

カチカチ言ってるよ。これナーンダ。

⑦ キャップガラガラ
思わず赤ちゃんもニッコリ

赤ちゃんをあやすのに手軽なガラガラが簡単にできます。振るとカラカラと音が鳴って思わず赤ちゃんもニッコリ。中味は小さなクリップ，カラフルなふたでも OK です。たくさんつくってつなげると楽しいマラカスに大変身！

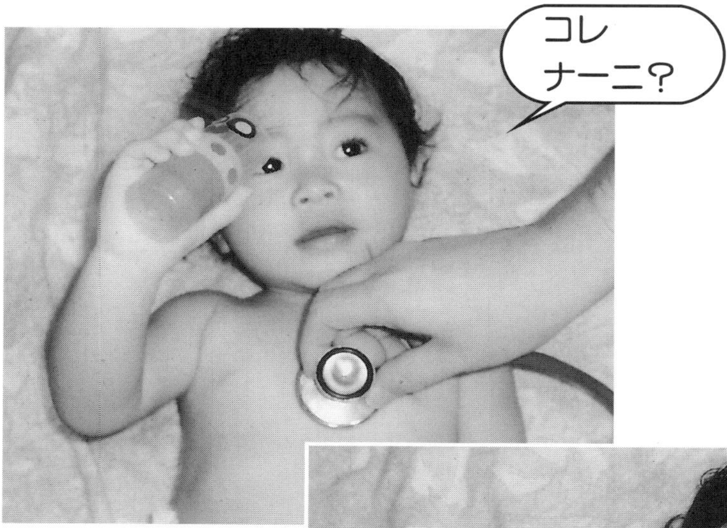

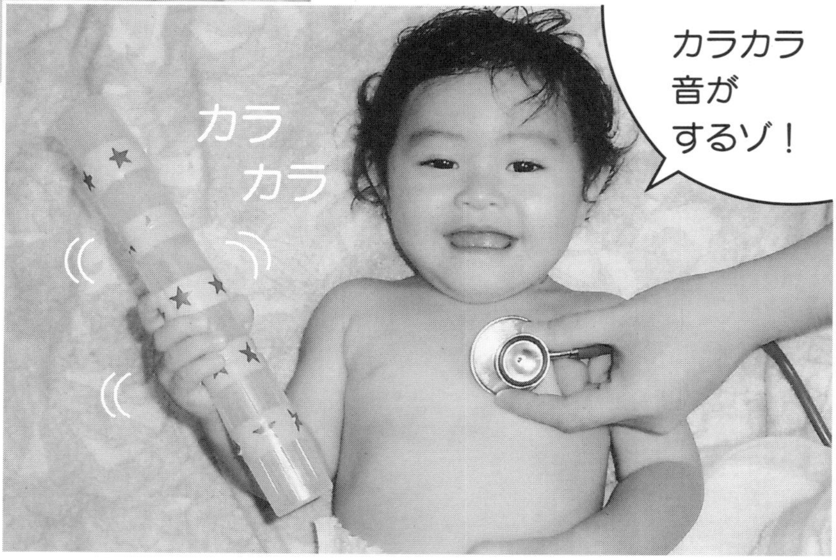

―●用意するもの●―

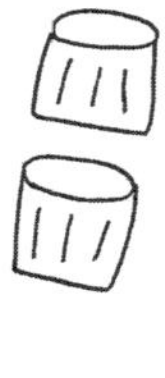

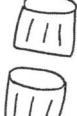
・適当な大きさのプラスチックキャップ2個（フィルムケースでも可）

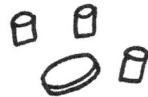
・小さなクリップ, ふたなど

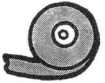
・カラービニールテープ（セロハンテープでも可）

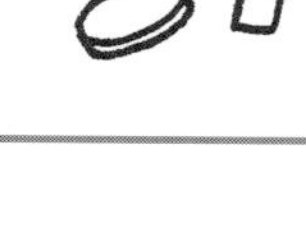

1 ナースの今すぐの簡単おもちゃ技

つくり方

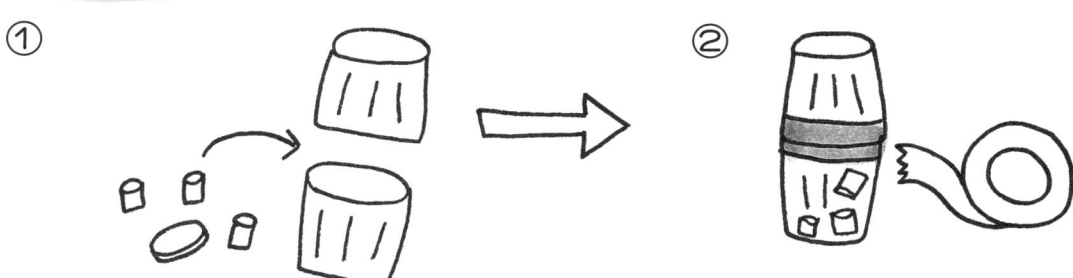

① プラスチックのキャップの中に小さな
ふたやクリップなどを入れて……

② つなぎめをカラービニール
テープでとめてでき上がり。

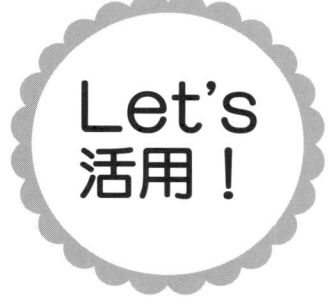

Let's 活用！

上記のガラガラを何個もつくってつなげると，長いガラガラができて振りやすくなります。

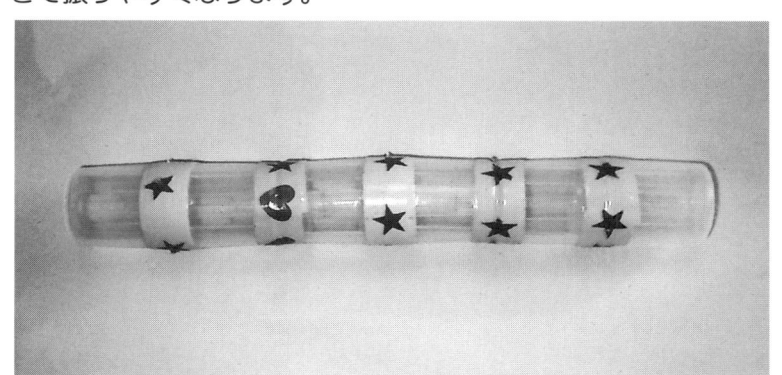

油性ペンで顔を描いたり，48ページの絆創膏をはったりしてもかわいいですね。

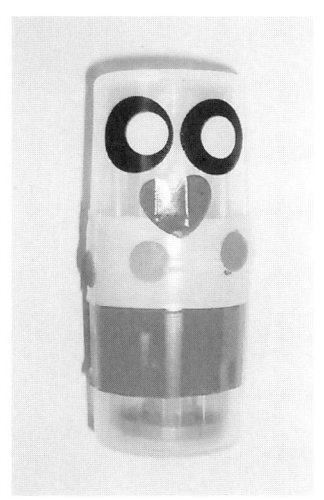

中に入れる物に油性ペンなどで色を塗るとカラフルになります。

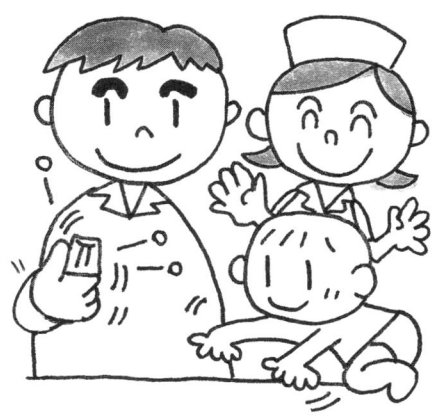

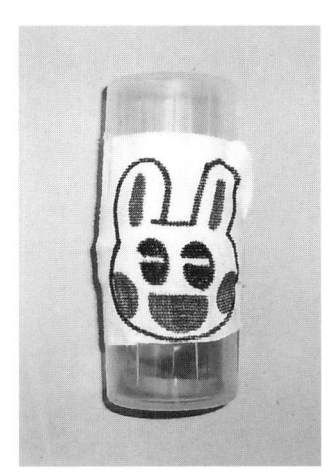

❽ くるくる登る顔人形
ベッドサイドの手すりを利用してもOK

すべりのよいフックや，ベッドサイドの手すりに顔人形を引っかけて，下にぶら下がっているひもを交互に真下に引くと，あらあら不思議，「いちに，いちに」と顔人形が上に登っていきます。

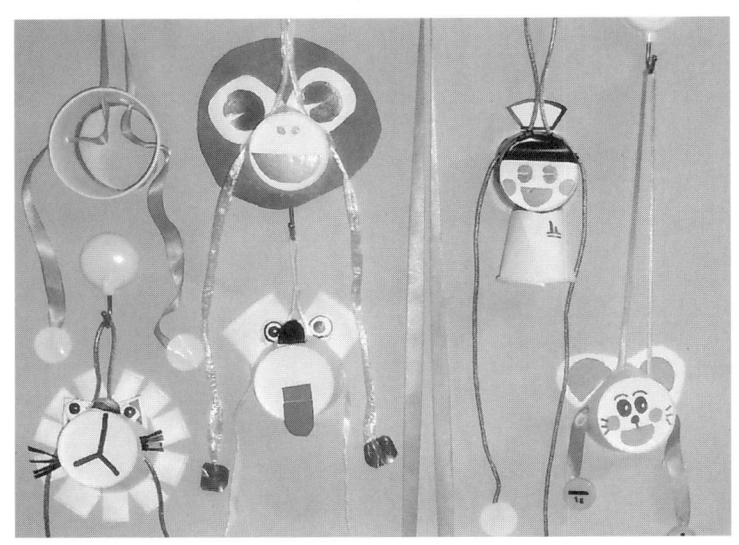

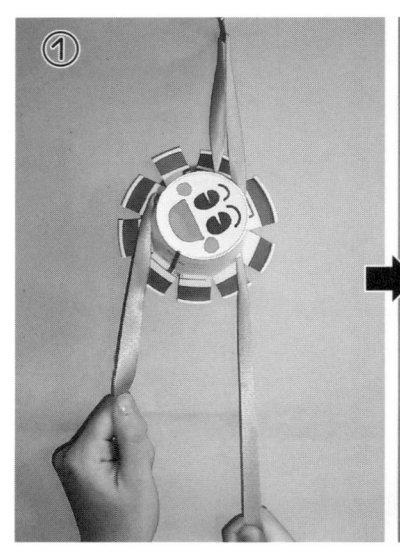

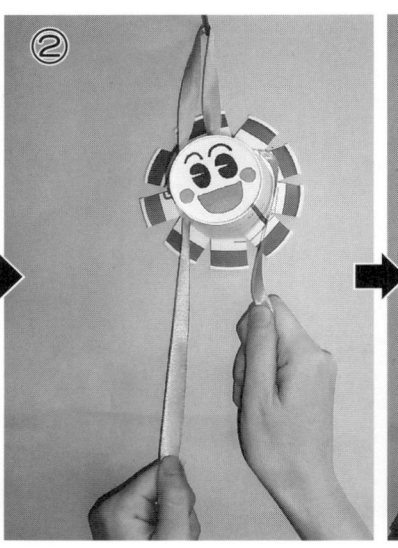

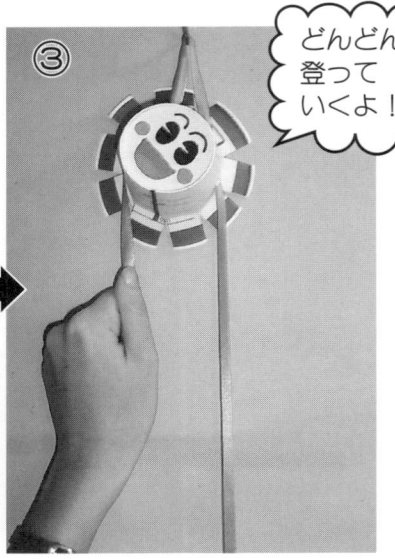

① すべりのよいフックなどにひもを引っかけて，顔人形を一番下までおろします。そしてぶら下がっている右のひもを真下に強く引き…

② 次に左のひもを強く真下に引き…

③ 交互にひもを強く真下に引くことを繰り返すと，どんどん人形が上に登っていくヨ！

💭 どんどん登っていくよ！

※真下に強く引くことがポイントです。

1 ナースの今すぐの簡単おもちゃ技

● 用意するもの ●

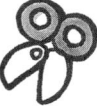
・はさみ

・紙コップ（アイスの容器でも可）

・ひも（1mくらい）

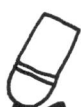
・油性ペン

※ひもは，容器の大きさやひもをかける場所，遊ぶ子どもの高さに合わせて適当な長さに切ってください。菓子折りのひもやリボンなど何でも使えますが，材質によってはすべりに差が出ます。長い方が一度に高く登っていきます。

つくり方

① 紙コップまたはアイスの空き容器に4ヵ所穴をあける。

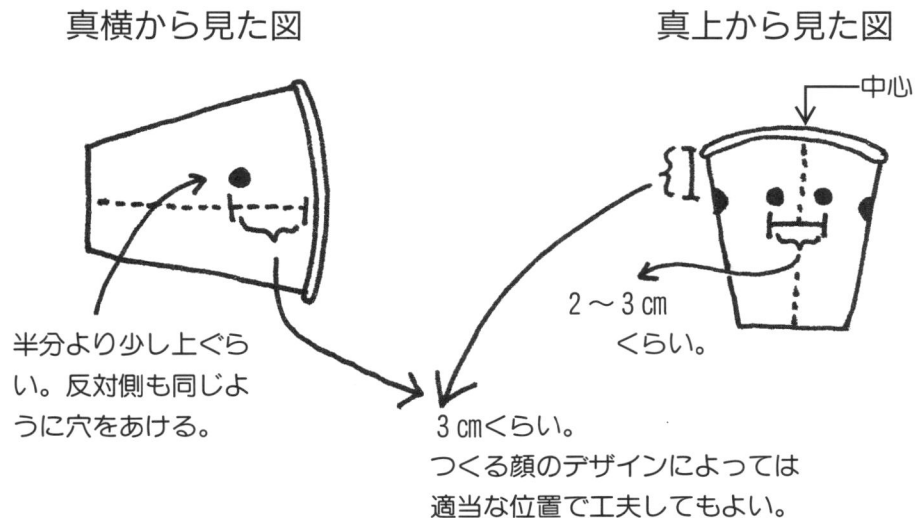

真横から見た図

半分より少し上ぐらい。反対側も同じように穴をあける。

真上から見た図

中心

2〜3cmくらい。

3cmくらい。
つくる顔のデザインによっては適当な位置で工夫してもよい。

✿ポイント✿

・穴の大きさはひもの太さやすべりによって変わります。
・最初わからない時は穴あけパンチ1個分くらいの大きさでやってみましょう。
　●←これくらい。
・画びょうやボールペンの先や針状のもので最初に小さく穴をあけ，次にボールペンの先などをぐりぐりと回しながらつきさして穴を大きくするとよいです。

②

ひもを通す。

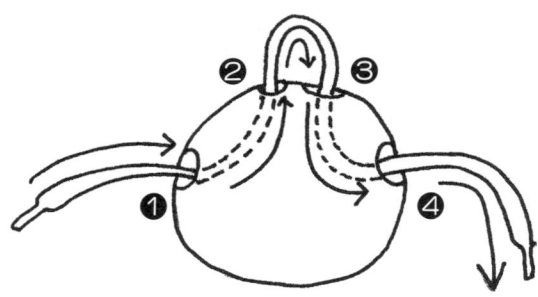

真正面から見た図

※ポイント※

・ひもの先をセロハンテープなどで1㎝程強く巻いて固くすると穴を通しやすくなります。

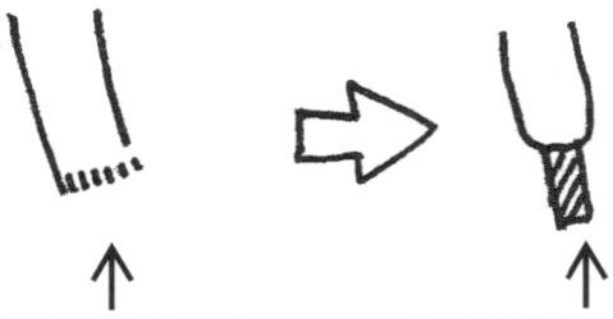

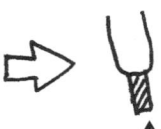

↑
ひもの先が
ボソボソで
通しにくい。

↑
セロハンテープ
などでぎゅっと
巻いて固く細く
する。

③ 顔を描いたり，カップの口を切ったりしてでき上がり。
すべりのよいフックにひもの上の部分を引っかけて遊んでみよう。

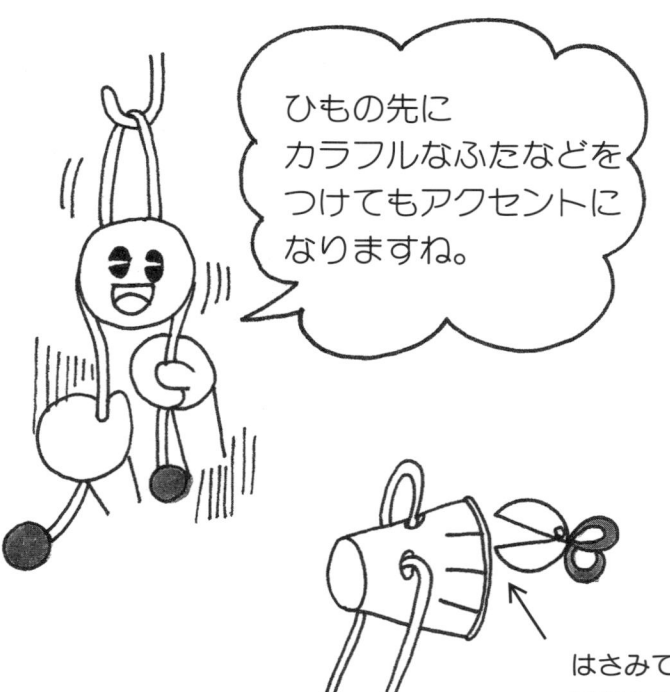

ひもの先に
カラフルなふたなどを
つけてもアクセントに
なりますね。

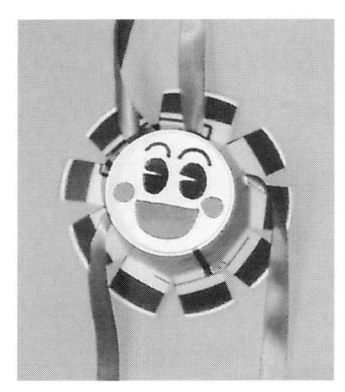

はさみで切り込みを入れて起こすと，
写真のようにおひさまやライオンの
たてがみができます。

1 ナースの今すぐの簡単おもちゃ技

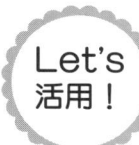
Let's 活用！ はさみやカッターで切り込みを工夫すると，いろいろな顔の人形ができます。

ねずみ

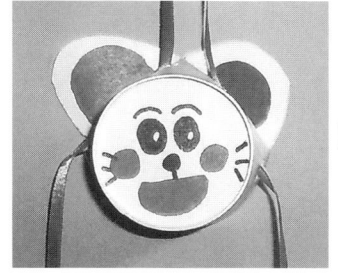 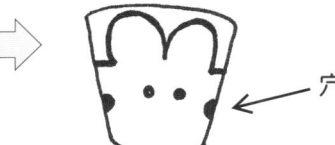

真上から見た切り込み　　真横から見た切り込み

← 穴

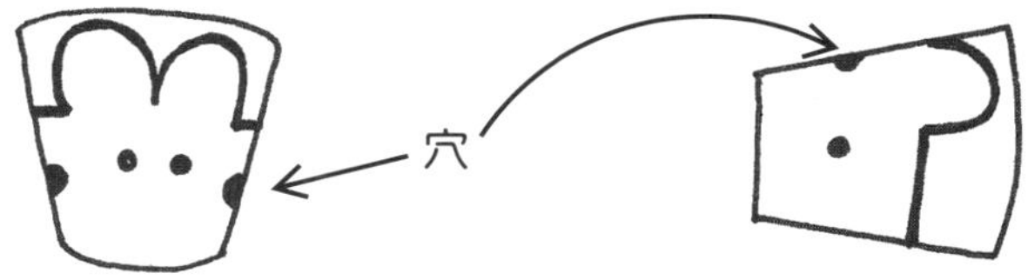

犬

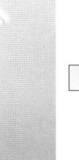 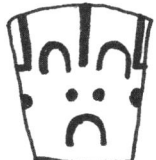 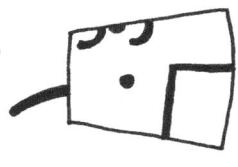

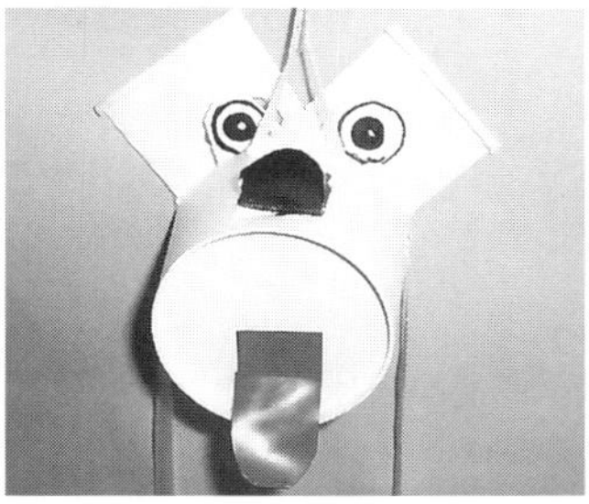

真上から見た切り込み　　真横から見た切り込み

赤いカラービニールテープで舌をつける。

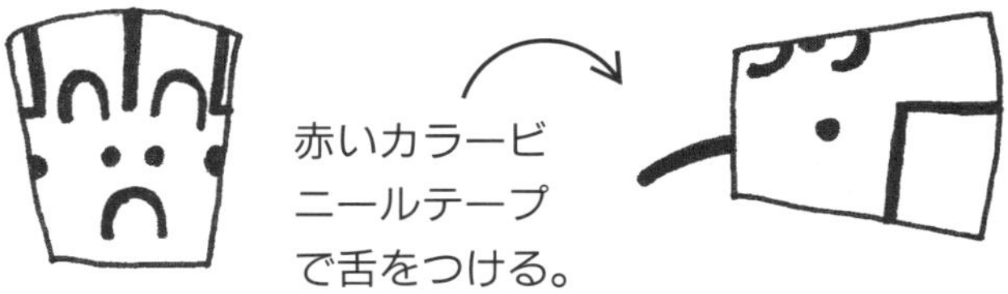

さる

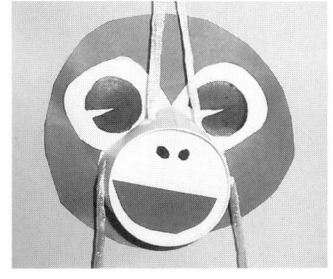 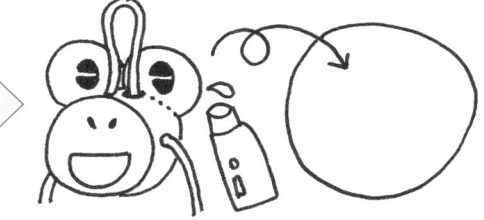

ねずみのようにカップを切り，ひもを通し，のりなどでまるい紙に貼る。

ライオン

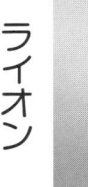 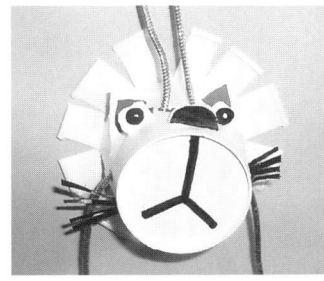 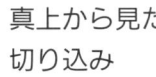 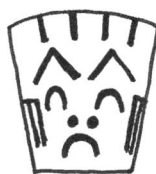 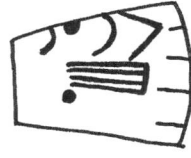

真上から見た切り込み　　真横から見た切り込み

ナース

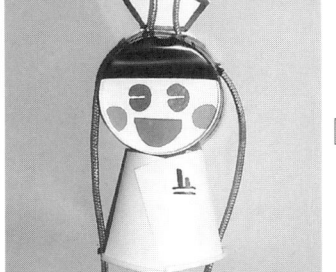 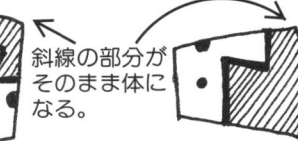 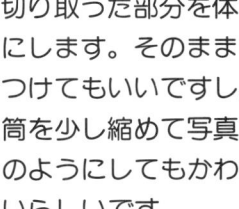

真上から見た切り込み　　真横から見た切り込み

斜線の部分がそのまま体になる。

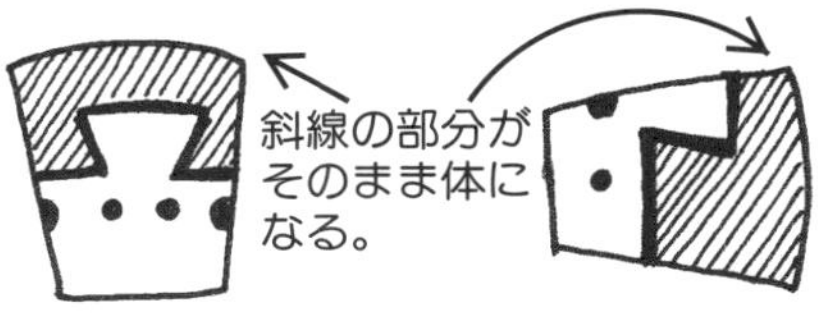

切り取った部分を体にします。そのままつけてもいいですし，筒を少し縮めて写真のようにしてもかわいらしいです。

※ナースの髪の部分は，黒いカラービニールテープを貼ると簡単きれいにできます。

⑨ うきうきおみくじ
今日は，いいことあるのかな？

病院の売店などにおいてあるアイスクリームやプリンのへらでおみくじをつくると楽しいです。（木の舌圧子でももちろん代用可能ですが，コストが1本6円程かかっています。）

くじの内容に工夫をこらすのがポイントです。

白い色のへらはナースの顔を描いてもかわいいです。

顔や字を子どもに書かせても喜びます。

紙コップを入れ物にして，「今日の気分は？」「いいことあるかな？」などなど，いろいろなバージョンがあると楽しいです。

回診の時に小児科のドクターが「くじを引いてごらん」などと言ってくじを差し出したとしたら，しかめっつらの子どももご機嫌になるかもしれませんね。

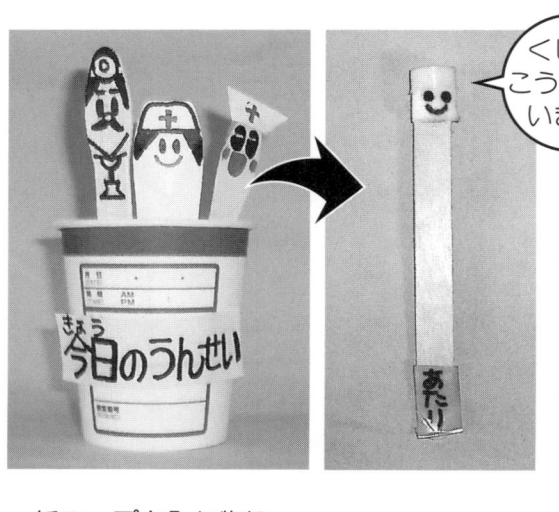

紙コップを入れ物に

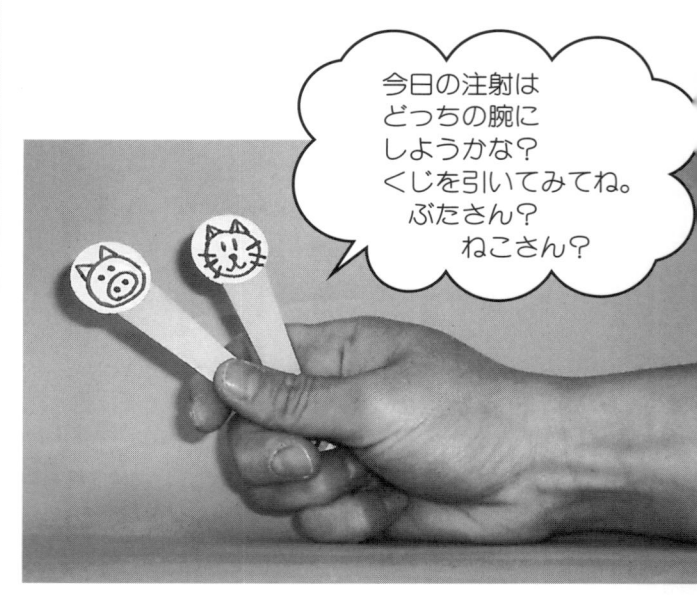

●用意するもの●

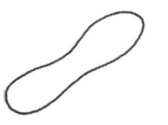 ・アイスクリームやプリンのへら

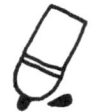 ・油性ペン

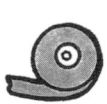 ・カラービニールテープ

注意！
ただし状況によって，注射する側の腕が決まっている場合があるので注意してください。

1 ナースの今すぐの簡単おもちゃ技

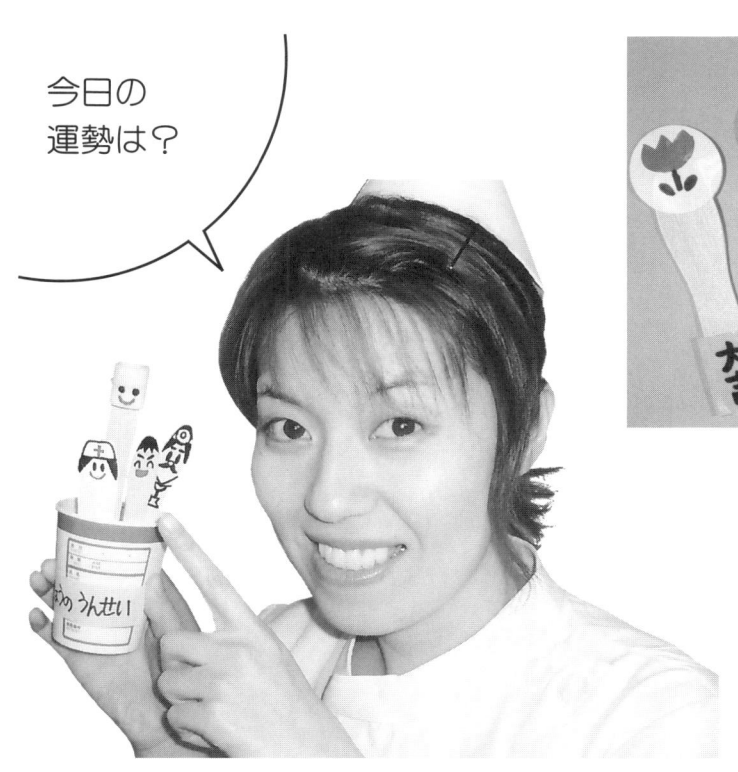

今日の運勢は？

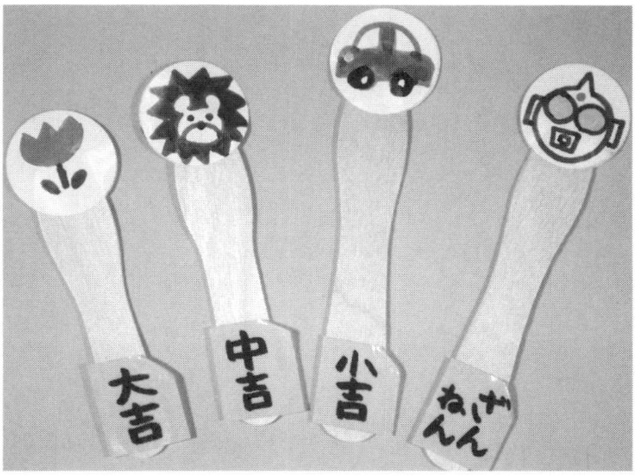

こんな風にしても楽しい。ただし「凶」はつくりません。

Let's 活用！

診察場面で…

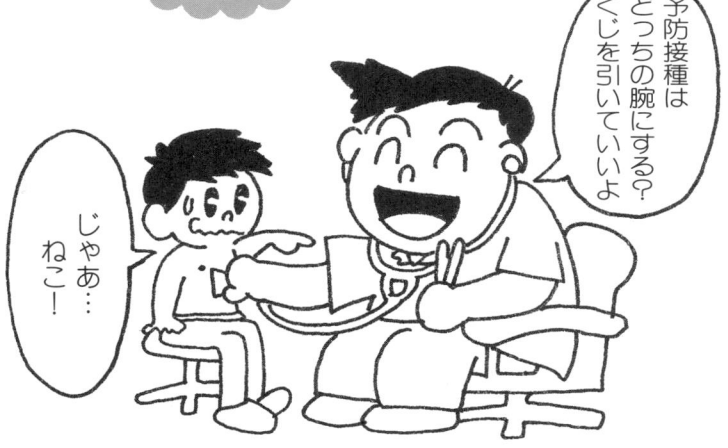

予防接種はどっちの腕にする？くじを引いていいよ

じゃあ…ねこ！

注意！ ただし状況によって，注射する側の腕が決まっている場合があるので注意してください。

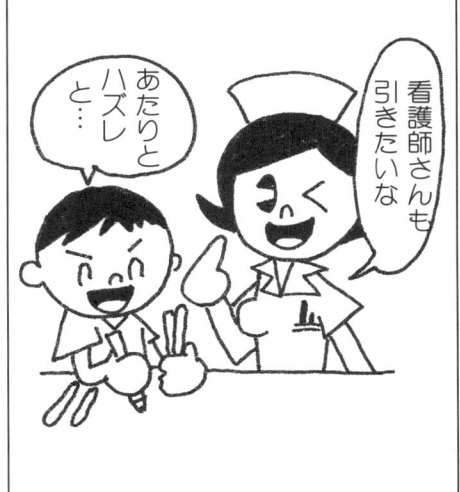

子どもにくじをつくらせてもいいネ！

看護師さんも引きたいな

あたりとハズレと…

点数を書いてゲームにしても盛り上がります

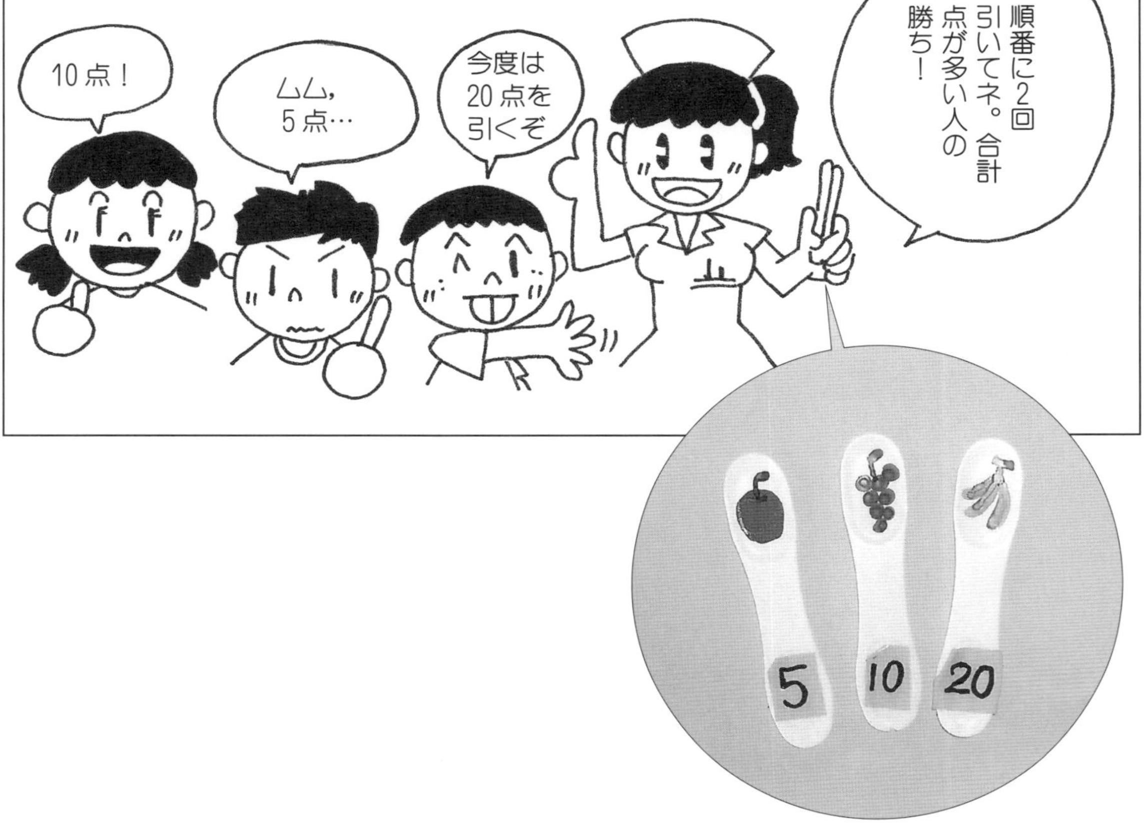

- 10点！
- ムム、5点…
- 今度は20点を引くぞ
- 順番に2回引いてネ。合計点が多い人の勝ち！

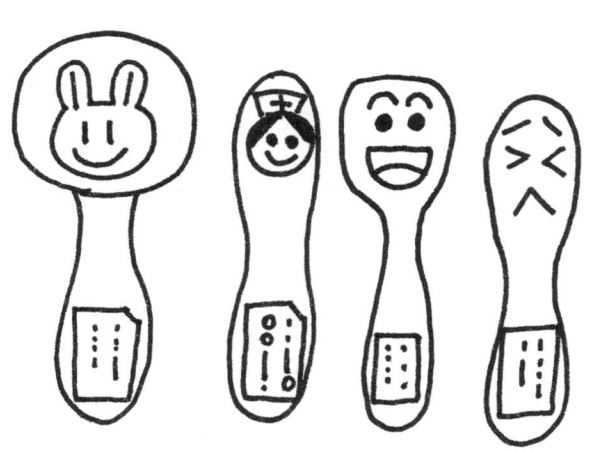

子どもの病気や状態によって文を工夫してみましょう

［文例］

- しずかに すごそう
- お水を のもう
- しょっぱいものに ちゅうい
- おふろに はいろう
- よるの ごはんは がまん
- もりもり たべよう

1 ナースの今すぐの簡単おもちゃ技

ひと工夫

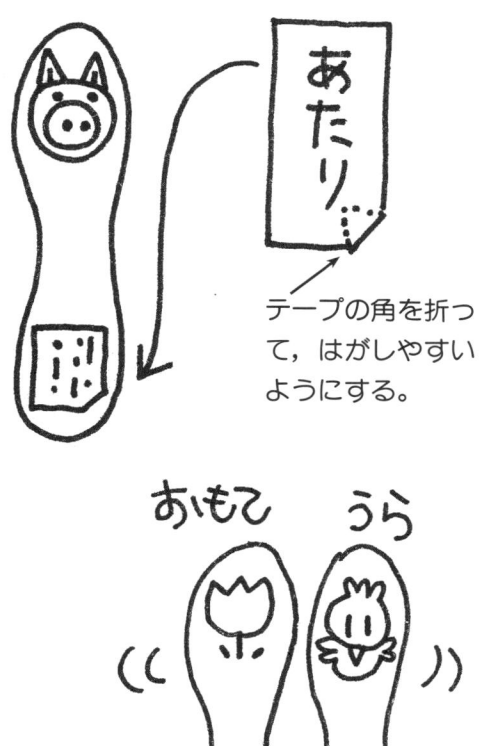

テープの角を折って,はがしやすいようにする。

文面については,カラービニールテープに文字を書いておくと,はりかえができるので,くじの使い回しができます。長期入院の子どもなどは,あきなくて便利。

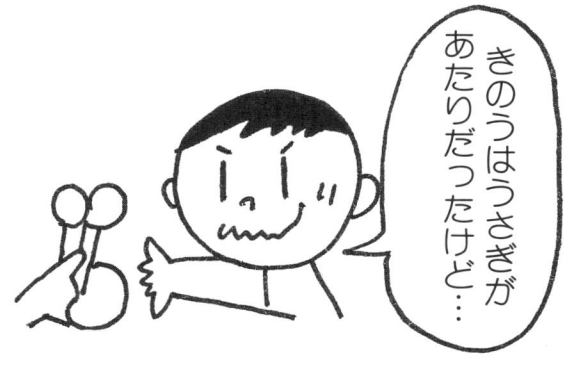

きのうはうさぎがあたりだったけど…

へらの表と裏を違う絵にしておくと,バリエーションがふえます。

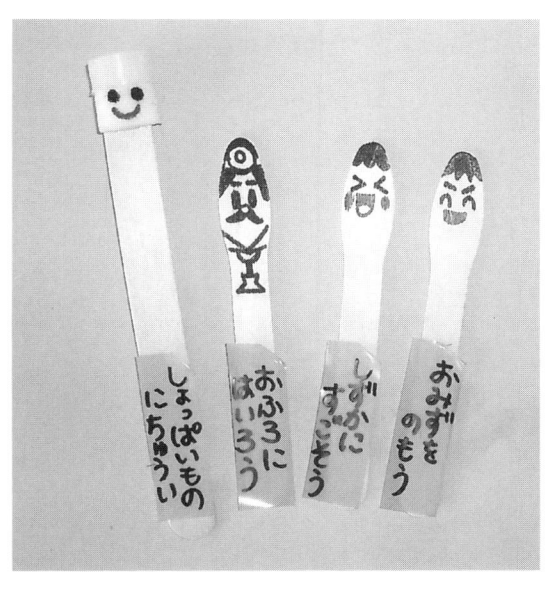

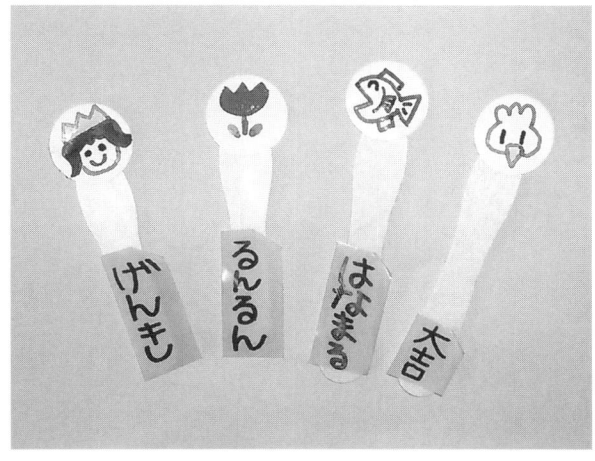

⑩ びっくり箱ドン！
中からおばけがムクムクバー！

　身のまわりに軽いプラスチックの空き容器がありませんか？　スーパーで豆腐を買った時などの，あの入れ物です。セロハンテープでふた（厚めの紙など）をつければ，あっという間にびっくり箱に大変身！　ストローに息を吹き入れるとむくむくっと袋がふくらんで，ふたを押し上げて，顔が飛び出してきます。

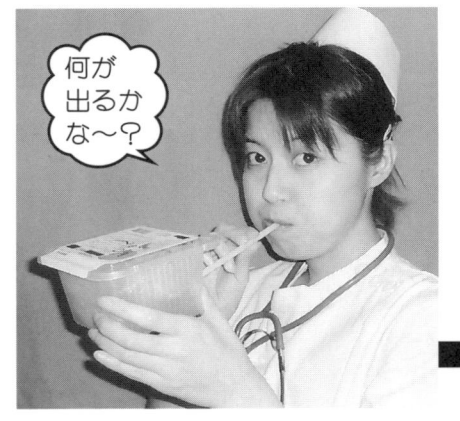

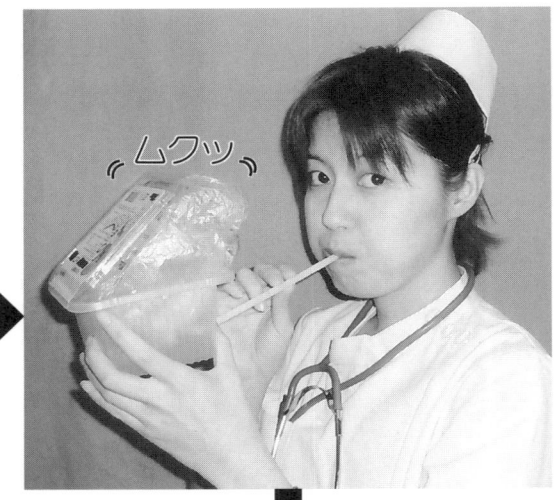

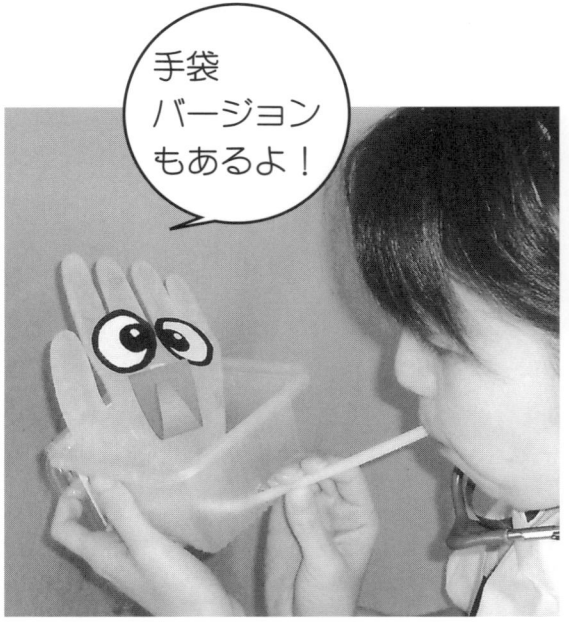

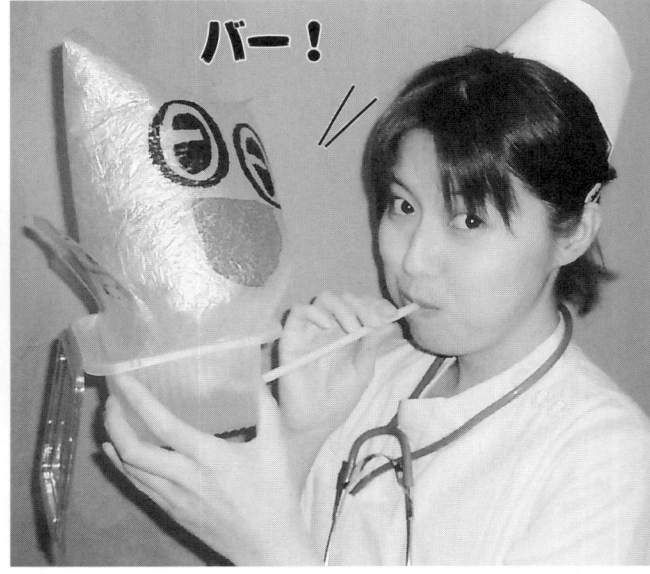

1 ナースの今すぐの簡単おもちゃ技

●用意するもの●

- 豆腐の入れ物
- 厚めの紙（もしくは豆腐の入れ物にふたがついたような容器）
- ストロー
- 油性ペン
- セロハンテープ
- ビニール袋
- ディスポプラスチック手袋（未使用）

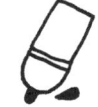

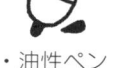

つくり方

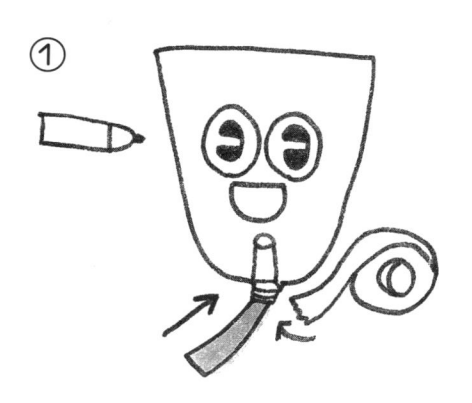

① 小さいビニール袋に油性ペンで顔を描き，ビニール袋の口にストローを差し込みセロハンテープでとめる。

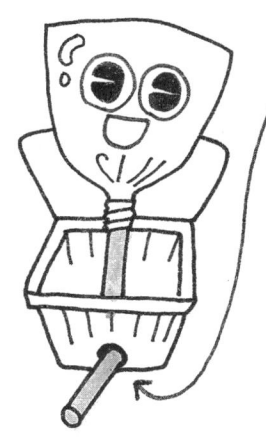

② 容器前方の下の方に穴をあけ（ボールペンの先をぐりぐりとねじ込んでいくと簡単に穴があきます。カッターで十字に切り込みを入れても可），ストローを通してでき上がり。

✺ポイント✺

- ストローは太めがよい。曲がるストローだとなおよい。（空気が入りやすいため）
- 袋の口はねじるようにして，空気がもれないようにしっかりセロハンテープでとめましょう。

Let's 活用！

コストがかかるのが難点ですがディスポ手袋だと，さらにリアルです。

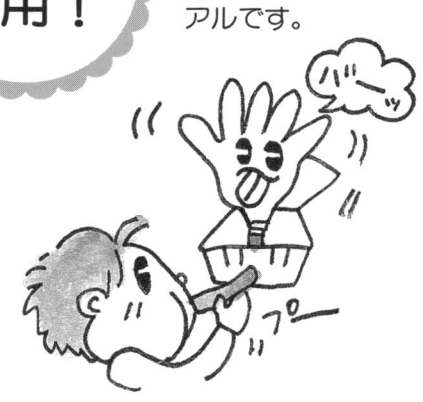

⑪ くすり のめたよ！ ウサギマン
薬のゴミをパクパクたべるよ！

　薬の中には，どうしても粉の形でしかだせないものもあり，幼児や小学生くらいの子どもは，苦くて嫌がることがよくありますね。また，うっかり薬をのみ忘れることもありますね。そんな時，服薬後の薬のゴミをパクパクたべるうさぎがいたとしたら，どうでしょう。子どもも，朝昼晩と忘れず薬をのんで，うさぎのおなかをいっぱいにしてあげようと思うかもしれませんよ。
　ちょっとした工夫です。もちろん，他のものを入れてもかまいません。

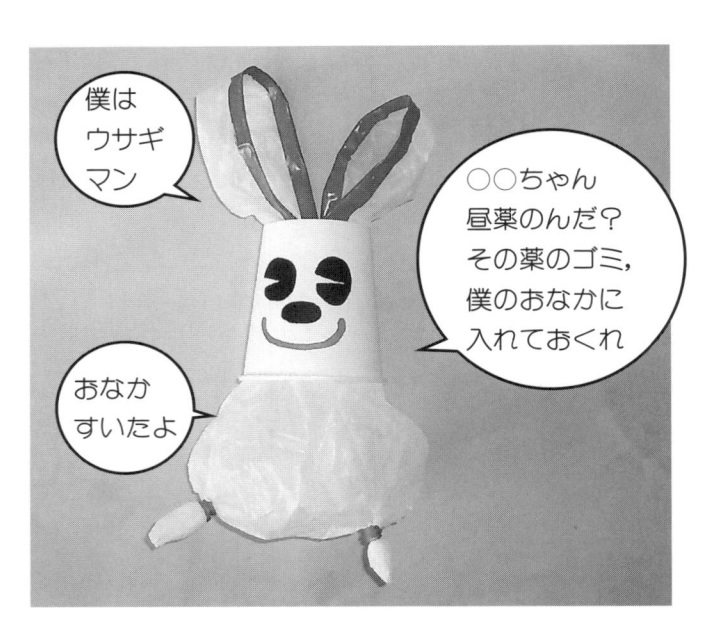

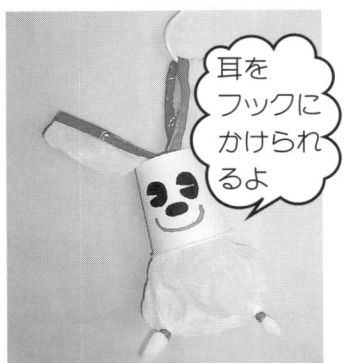

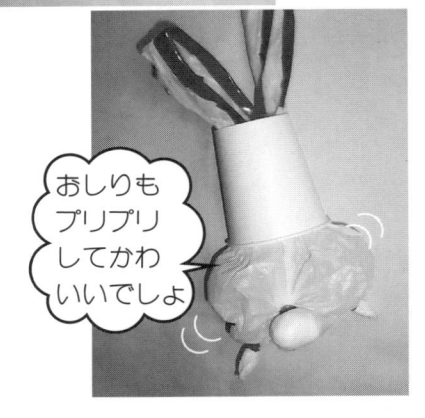

（写真の吹き出し）
- 僕はウサギマン
- ○○ちゃん昼薬のんだ？その薬のゴミ，僕のおなかに入れておくれ
- おなかすいたよ
- 耳をフックにかけられるよ
- おしりもプリプリしてかわいいでしょ

●用意するもの●

- 紙コップやアイスのカップ
　※紙コップがなければアイスのカップで代用可

- 小さめの白い手提げつきビニール袋（他，どんなビニール袋でも可）
　※小さめの白い手提げつきビニール袋は，処方された薬を入れる時や，病院の売店などによくありますね。なければ，どんなビニール袋でもよいのです。

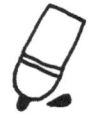

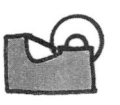

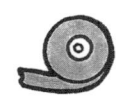

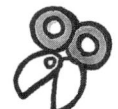

・セロハンテープ
・油性ペン
・カラービニールテープ
・はさみ

（あれば，ティッシュと輪ゴム）

1 ナースの今すぐの簡単おもちゃ技

つくり方

＜ウサギマンの場合＞

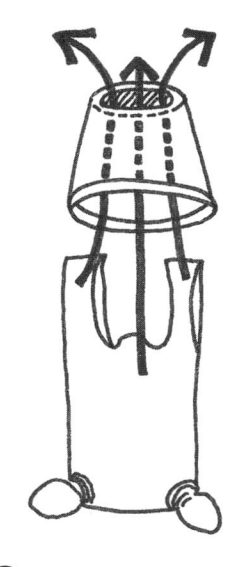

① 紙コップやアイスのカップの底をまるく切る。

② 白いビニール袋の足としっぽ（まるい感じをだすためにティッシュをつめてもよい）の部分を輪ゴムでしばる。

③ ②を①に通し，ビニール袋の口を，カップの内側にセロハンテープでとめる。

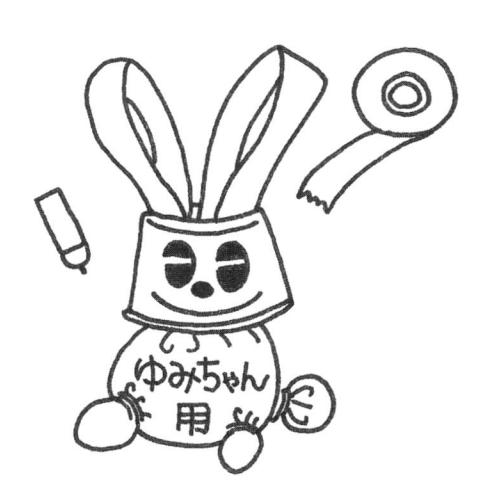

④ 油性ペンで顔や名前を描いてでき上がり。耳の中の部分は赤いカラービニールテープをはります。耳の部分はフックにかけられます。

＜パクパクマンの場合＞

※白いビニール袋がなくても透明ビニール袋で代用できます。透明な袋だとおなかの中味が見えて，また違ったおもしろさがあります。でき上がったら空気を入れてふくらましてみてください。とってもユニークですよ。

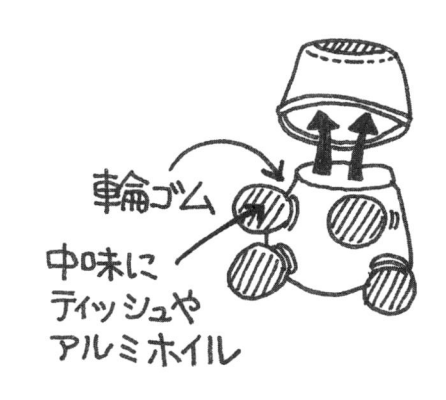

① 上記のウサギマンの①を作る。

② 透明ビニール袋を使う。この時，手足の中にまるく固めたティッシュやアルミホイル（他，どんなものでもよい）をつめて，輪ゴムでとめる。

③ カップの内側にビニール袋の口をセロハンテープでとめてでき上がり。

33

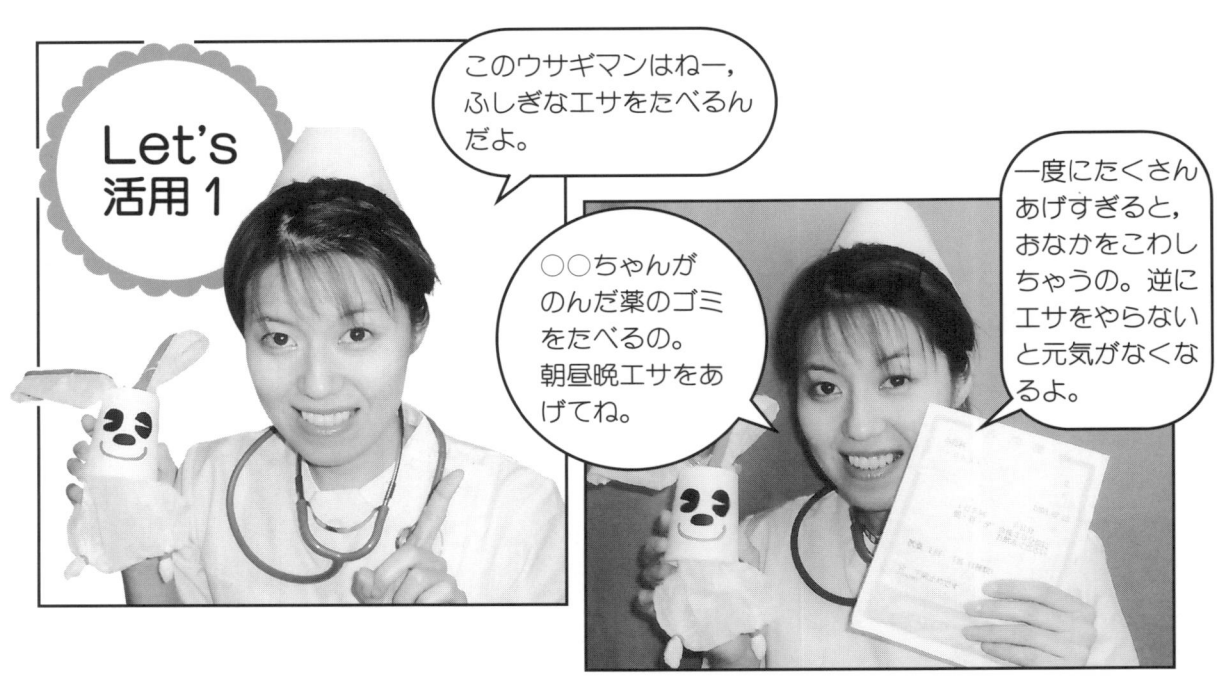

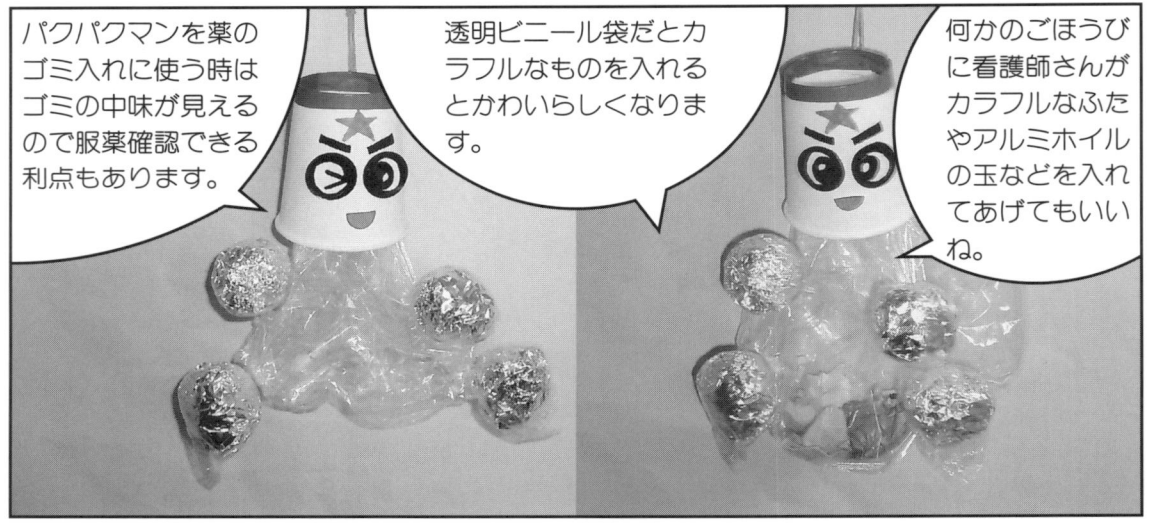

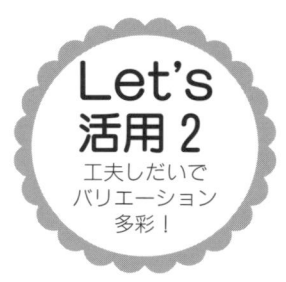

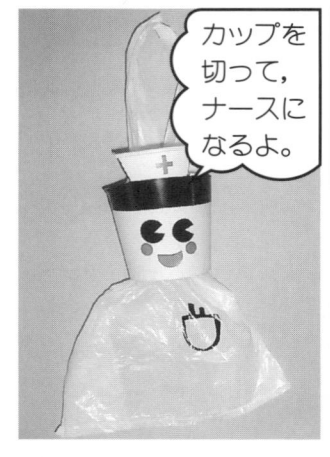

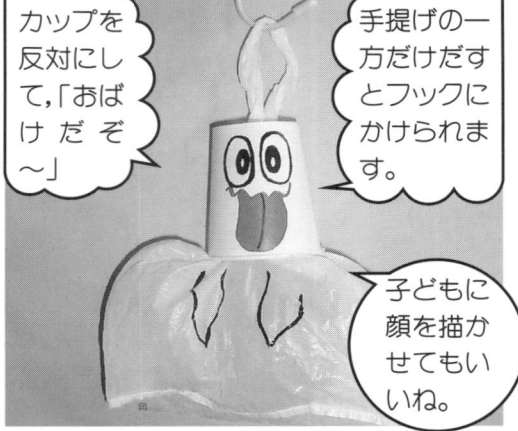

Let's 活用1

このウサギマンはねー，ふしぎなエサをたべるんだよ。

○○ちゃんがのんだ薬のゴミをたべるの。朝昼晩エサをあげてね。

一度にたくさんあげすぎると，おなかをこわしちゃうの。逆にエサをやらないと元気がなくなるよ。

パクパクマンを薬のゴミ入れに使う時はゴミの中味が見えるので服薬確認できる利点もあります。

透明ビニール袋だとカラフルなものを入れるとかわいらしくなります。

何かのごほうびに看護師さんがカラフルなふたやアルミホイルの玉などを入れてあげてもいいね。

Let's 活用2
工夫しだいでバリエーション多彩！

カップを切って，ナースになるよ。

カップを反対にして，「おばけだぞ～」

手提げの一方だけだすとフックにかけられます。

子どもに顔を描かせてもいいね。

⑫ スピードステンドグラス
どの子もすばらしい絵が描ける

お手軽度

　油性ペンで色を塗るだけでできる簡単ステンドグラスです。透明のビニール袋に描いたぐちゃぐちゃのいたずら描きも，額縁をつけて窓に飾ると芸術的に見えるから，あら不思議。コツは，子どもが描いた油性ペンの落書きを大人がいかにレイアウトするかです。
　「自分が描いた絵がこんなに素敵に飾られるなんて！」と，幼い子どもは嬉しさと自信で喜びいっぱいになると思います。

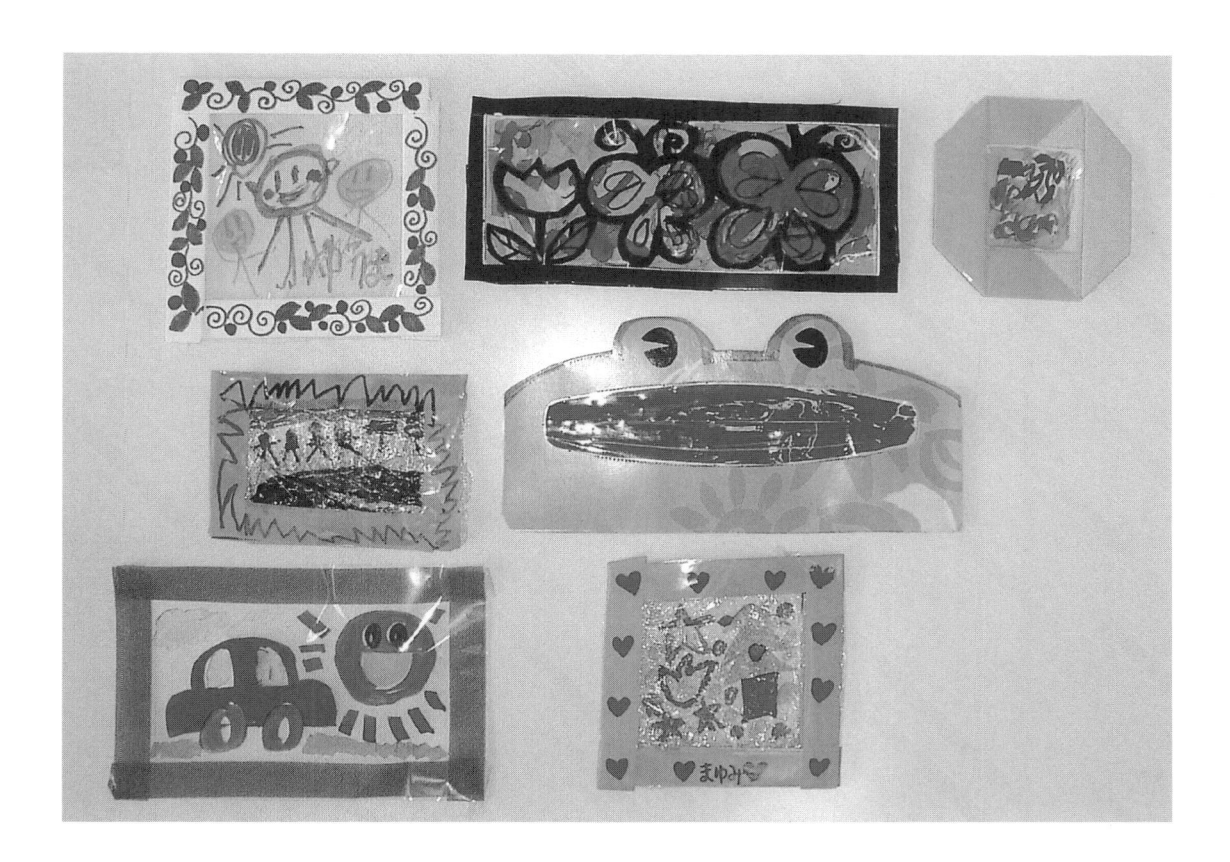

―● 用意するもの ●―

・透明のビニール袋
　（サランラップでも代用可）
・厚紙（なくても可）

・はさみ
・カラービニールテープ
・油性ペン

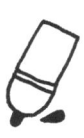

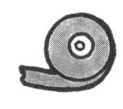

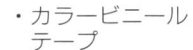

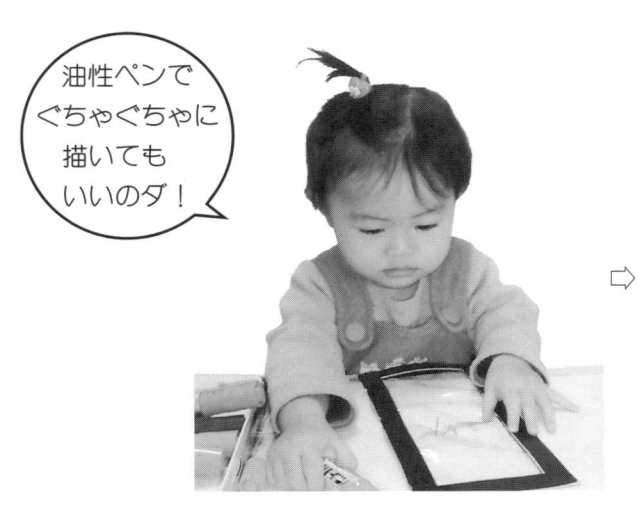

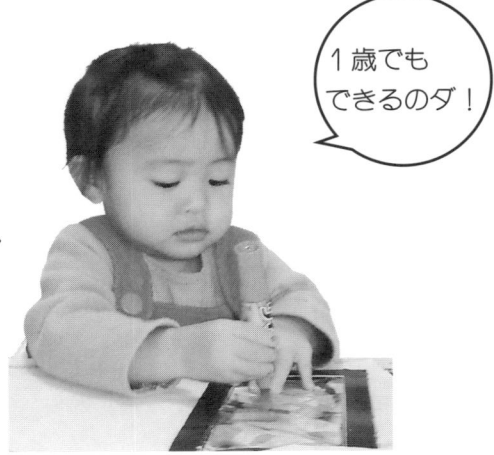

油性ペンで
ぐちゃぐちゃに
描いても
いいのダ！

1歳でも
できるのダ！

♥ 1

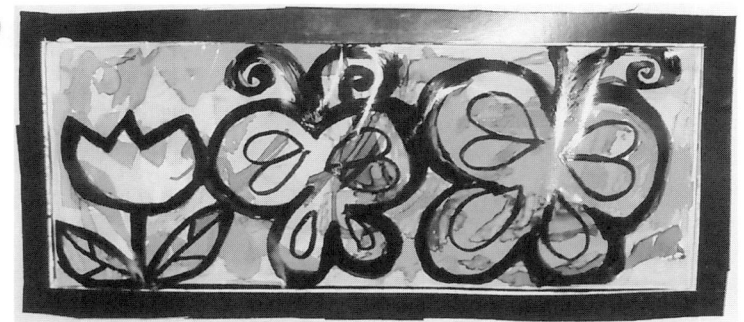

黒いカラービニールテープで縁取りし，黒い油性ペンで中の透明のビニールに絵を描くと，高尚な雰囲気がでるかも!?

つくり方1

① 厚紙で額縁をつくる。お菓子やティッシュの空き箱を切り取ると楽です。また，最初にカラービニールテープを厚紙の上に縁取ってからカッターで切ると，寸法をはかる必要もなく，定規がなくても大体真っ直ぐに切れるので楽です。

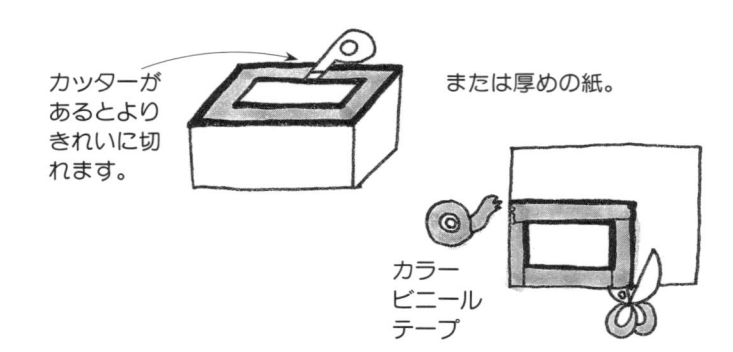

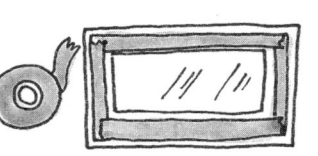

カッターがあるとよりきれいに切れます。

または厚めの紙。

カラービニールテープ

② ←裏

①でつくったものの裏に，透明のビニール袋を適当な大きさに切ってビニールテープで貼る。透明な部分に油性ペンで色を塗ったり，絵を描いてでき上がり。子どもに描かせる時は下に白い紙を敷くと見やすい。

★ちょっとひと工夫★

カラービニールテープの色を変えたり，額縁に模様を描いてアレンジしてみましょう。

1 ナースの今すぐの簡単おもちゃ技

厚紙がなくてもできるヨ！

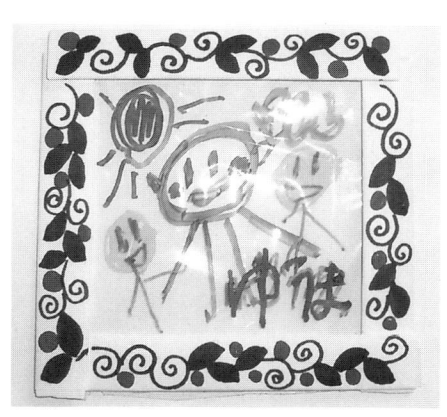

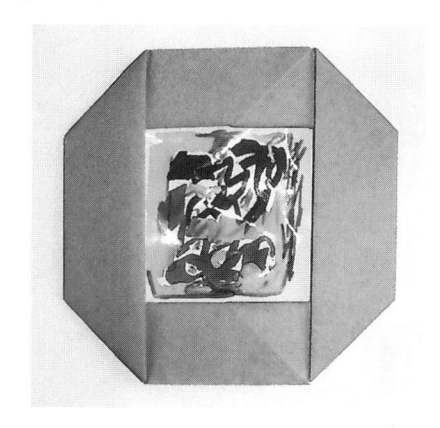

❤ 2

❤ 3

つくり方2

いらない紙を折って4本の額縁をつくり
カラービニールテープでとめる。

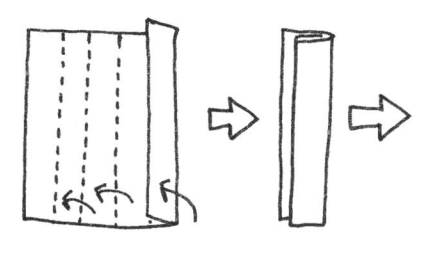

4本つくって
カラービニー
ルテープでと
める。

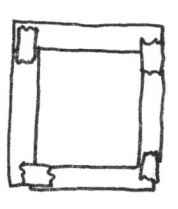

額縁の
でき上がり。

油性ペン

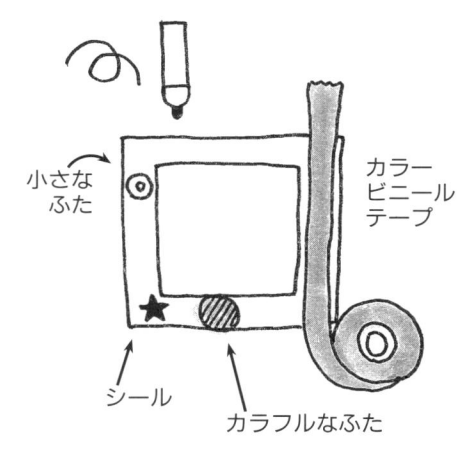

小さな
ふた

カラー
ビニール
テープ

シール　カラフルなふた

※装飾によって額は素敵になり
ます。ふたなどをつけた時は
窓ガラスに飾る時に，開閉に
支障のないように注意。

つくり方3

折り紙，または正方形
の紙が2枚あると，額
縁を折ってつくれます。

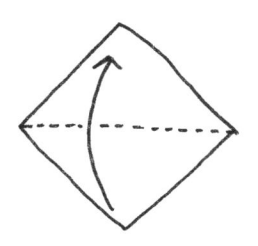

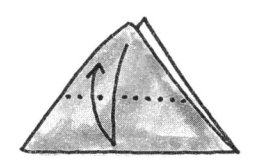

①

②

真ん中に折り目をつける。

③

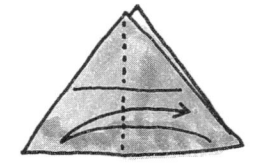

たてにも
折り目をつける。

④

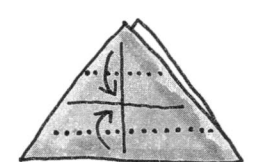

⑤

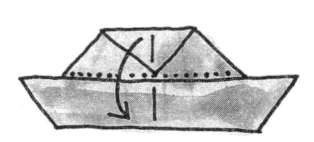

⑥

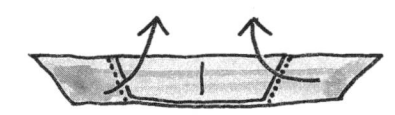

⑦

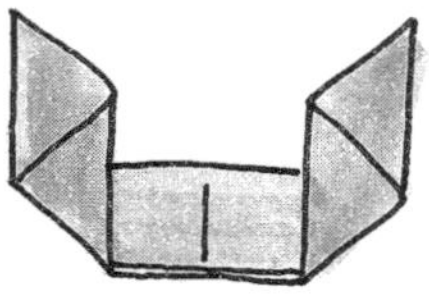

⑧ ⑦を2つ
つくる。

⑨

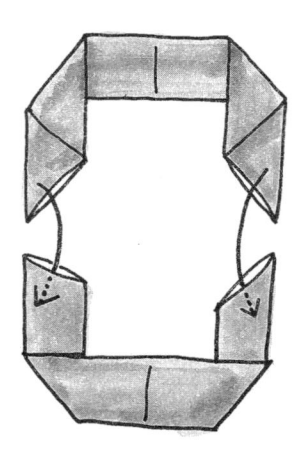

⑦の1つは上下を反対
にする。もう1つは裏
返す。先端をもう一方
の中に差し込むと合体
する。

⑩

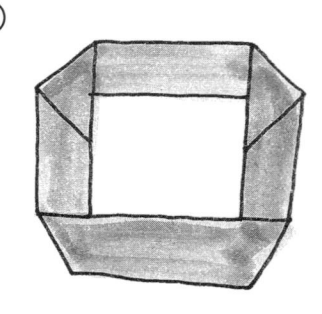

でき上がり。

ビニール袋がなくてもできるよ！

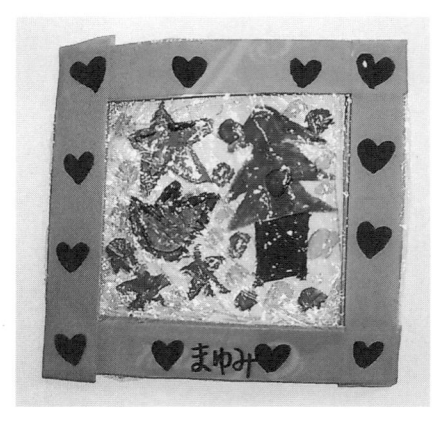

♥4

つくり方4

❶では、ビニール袋を使いましたが、かわり
にサランラップを厚紙に巻いて代用できます。
サランラップの微妙なシワシワが、高尚なガ
ラスに見えるかもしれません…!?

1 ナースの今すぐの簡単おもちゃ技

さらに額縁となる紙すらもない場合でもできます！

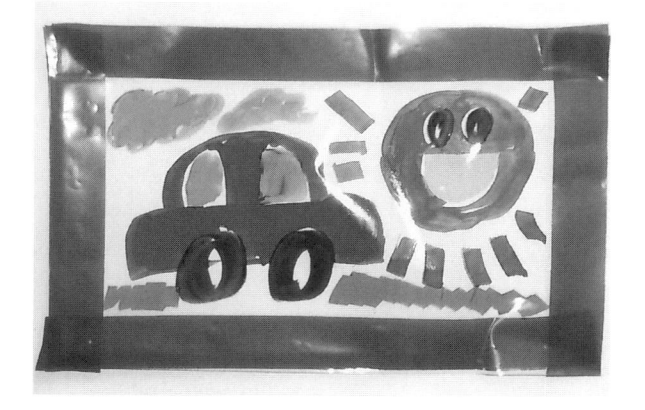

❤ ⑤

つくり方5

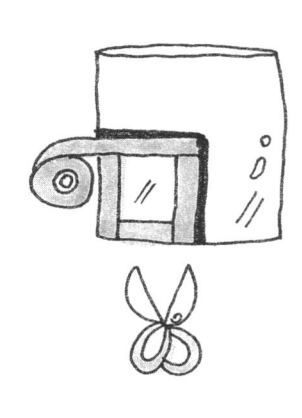

透明ビニール袋にカラービニールテープを貼り額縁にする。縁に沿ってはさみで切り取りでき上がり。シワにならないよう注意。

ティッシュの空き箱があるとビニールの口の部分がそのままステンドグラスに変身！

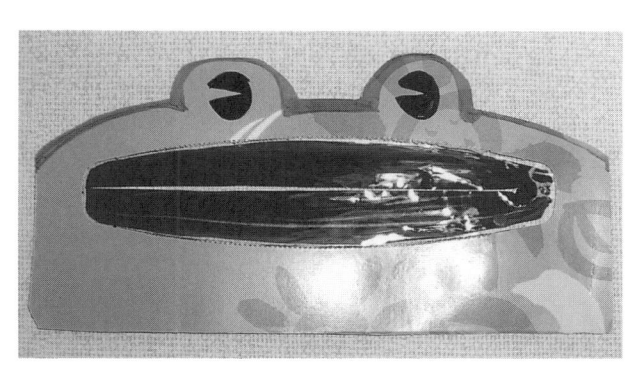

❤ ⑥

つくり方6

この面を使います。

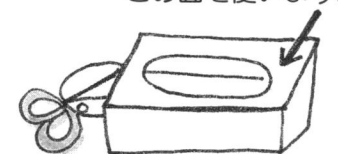

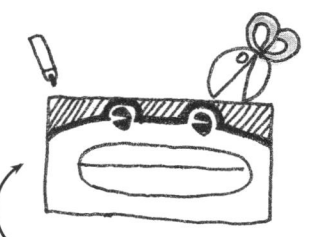

かえるなどの顔の形に切り取り，油性ペンでビニールの部分に色をつけてでき上がり。

⑬ シリンジガラガラ
予防接種の呼びかけポスターに最適

　いつもはちょっぴりこわいイメージの注射器も，たまにはかわいらしく，ガラガラに変身させてみてはいかがでしょう。もちろんシリンジのコストは大きさによって30円から50円前後がかかっていますが，注射嫌いの子も少しは心がなごむかもしれません。予防接種などの呼びかけのポスターといっしょにディスプレイすると立体的な感じが出て，子どもの目をひくこともできます。

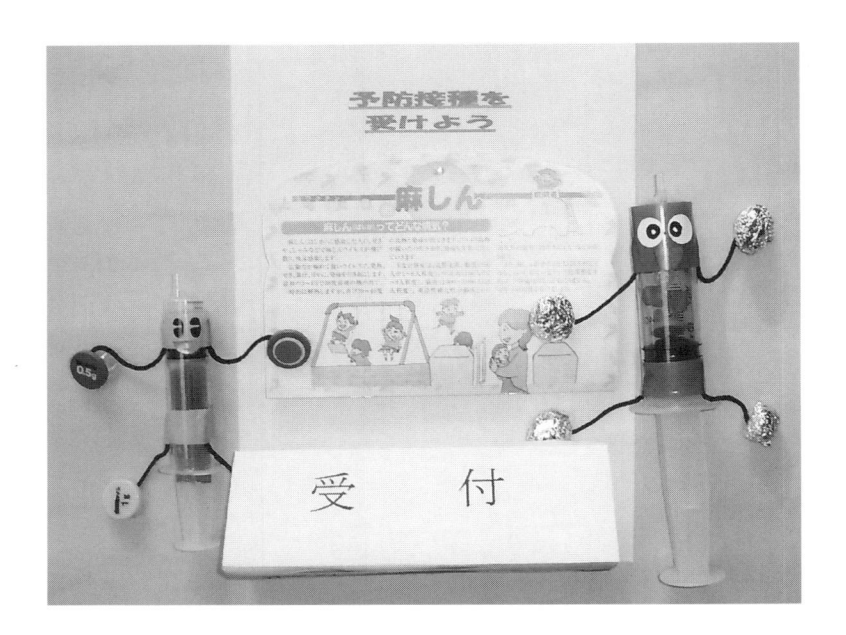

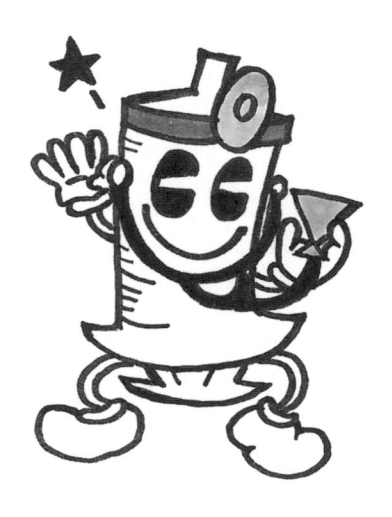

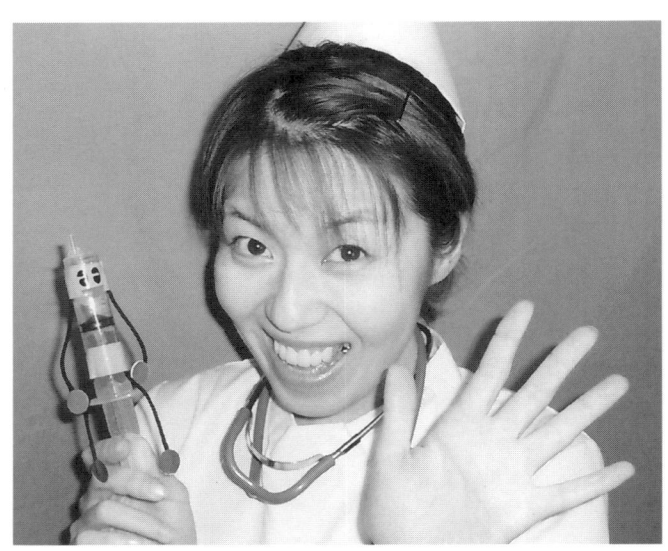

1 ナースの今すぐの簡単おもちゃ技

●用意するもの●

・ディスポのシリンジ（未使用）

・小さなふたやクリップなど，ガラガラの中味となるもの

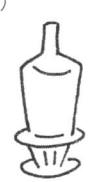

つくり方

一番簡単なものは，大きめのシリンジの中にカラフルなふたやクリップなどを入れてでき上がり。

- 油性ペンで，内筒や中に入れるものに色を塗るとカラフルです。

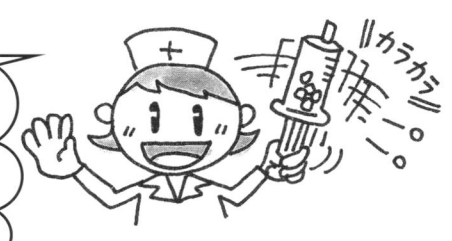

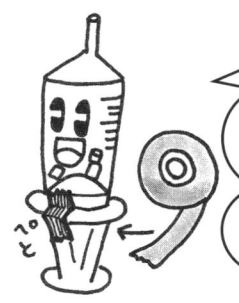

- 目もりのない方に油性ペンで顔や模様を描くとかわいいよ。

- 子どもが使う場合は，中味が出ないように，外筒と内筒をしっかりテープでとめましょう。

- 48ページの技を使って，絵が描いてある絆創膏を貼ってもいいね。

Let's 活用！

- カラフルなふたやアルミホイルをまるめたものをつづりひもなどにつけて手足をつくると動きがおもしろいよ。

- つくったものを予防接種の呼びかけポスターに貼ると，注目のまと，間違いなし！

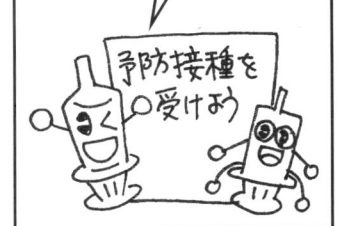

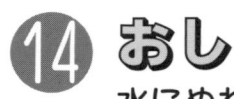

⑭ おしゃれコースター
水にぬれても大丈夫

　クリアファイルを切って周囲をテープで保護すればでき上がりの簡単コースターです。湯のみやコップを置くのにも便利です。水にぬれても大丈夫というところがポイントでしょう。子どもに油性ペンで絵や模様を描いてもらったり，シールを貼らせてもよいでしょう。
　中にアルミホイルをはさんで2枚重ねると，ステンドグラス調にもなり，高級感アップ！
　大人でも楽しめそうです。

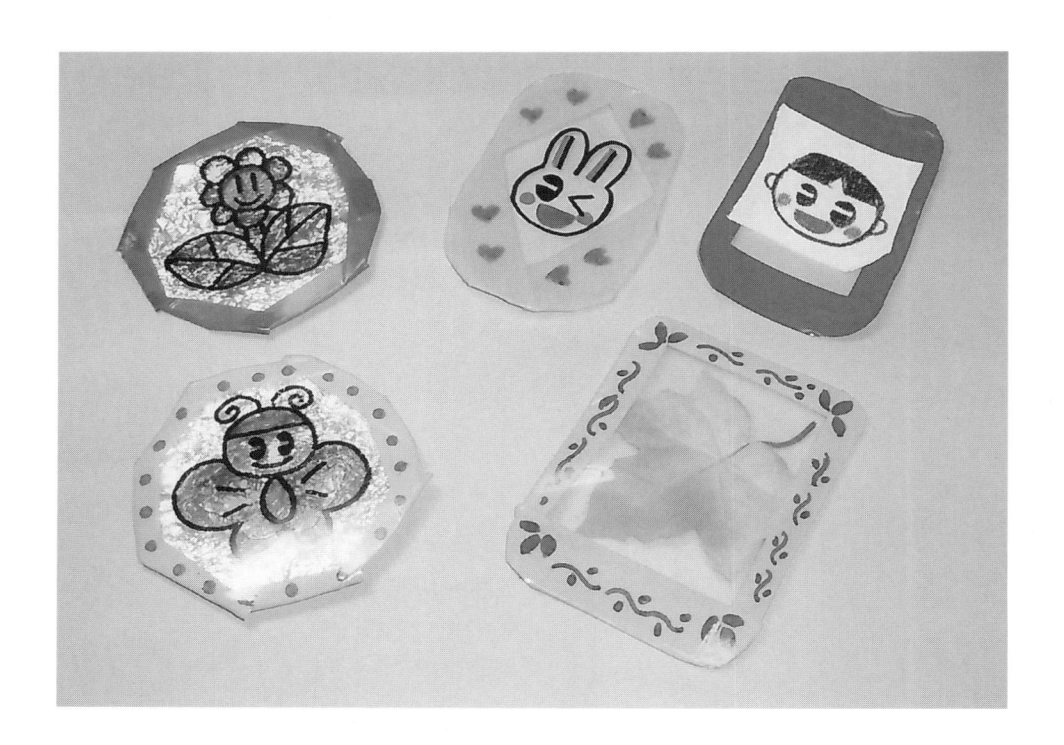

●用意するもの●

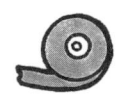

- クリアファイル
- はさみ
- 油性ペン
- カラービニールテープ

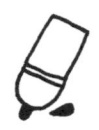

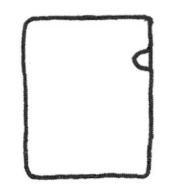

つくり方

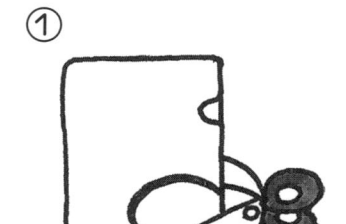

① クリアファイルを好きな形に切る。ファイルはちょうど2枚重なっているので1度切れば同じ形のものが2枚できることになります。

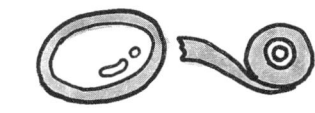

② 下記の「Let's活用」を参考に，好きなように飾る。

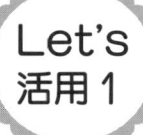

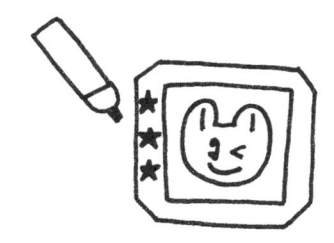

③ 周囲をテープでとめて，切り口を保護する。(カラービニールテープを使うと装飾にもなる。)子どもが使用する際はコースターの角を落としておいた方が安全。

Let's 活用1

★縁のカラービニールテープの部分や，真ん中の部分に油性ペンで絵を描いてみよう。

Let's 活用2 ステンドグラス調にもできるヨ！

←少しシワにしてはさむとキレイです。

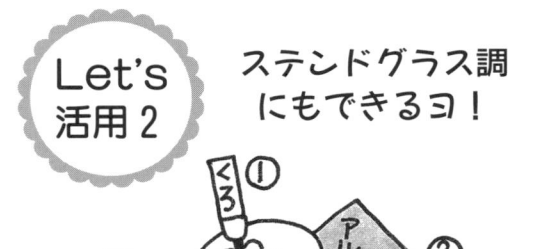

① 黒の油性ペンで表に絵を描く。

② 他の色の油性ペンで①の裏に色を塗る。

③ アルミホイルを中に入れて同じ形のコースターではさむ。

④ 形を整えてカラービニールテープで周囲を縁取りしてでき上がり。ホイルのシワがステンドグラスのような感じを出して，とてもきれいです。

Let's 活用3

★48ページの技を利用して，絵が描いてある絆創膏を貼ったり，プチシールを貼っても簡単です。

子どもが拾ってきた落ち葉や花びらをはさんであげても喜ぶと思うよ！

⑮ カラフルふた貼り絵
廊下に飾ってもいいね

お手軽度

　身のまわりにカラフルなふたはありませんか？　おはじきやゲームのコマがわりにも使えますが，たくさんあると貼り絵にもなります。作品は廊下に飾ってあげてもいいですね。ボンドが使える大きなお兄ちゃんやお姉ちゃん向きです。ボンドがなくても，4歳前後だと何通りにも置いて何度も遊んでくれます。

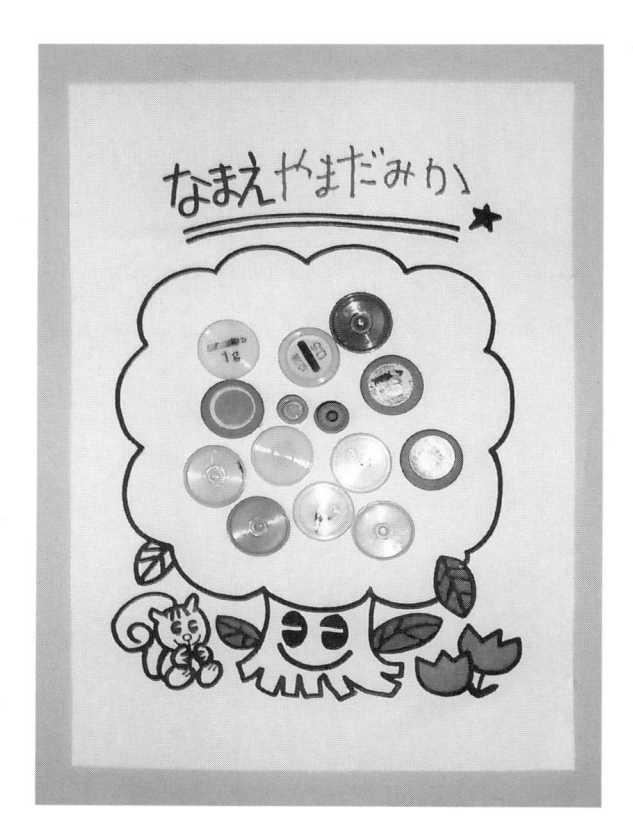

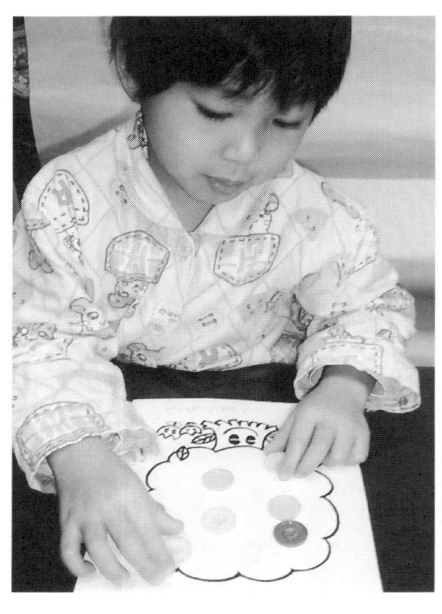

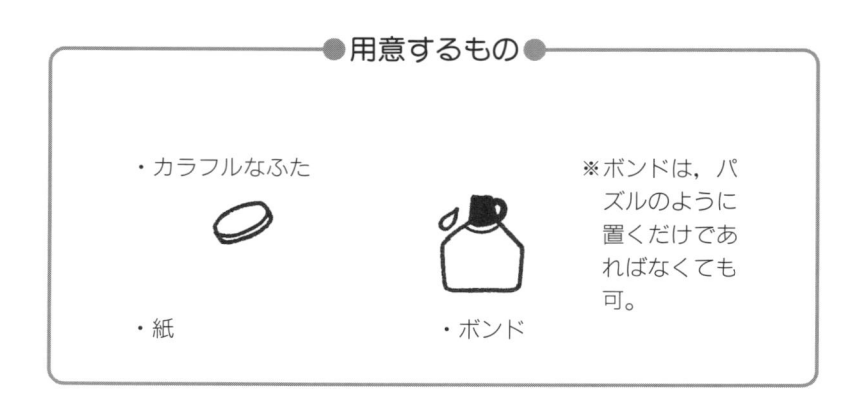

●用意するもの●

・カラフルなふた

・紙

・ボンド

※ボンドは，パズルのように置くだけであればなくても可。

つくり方

カラフルなふたにボンドを塗り，紙に貼るとでき上がり。

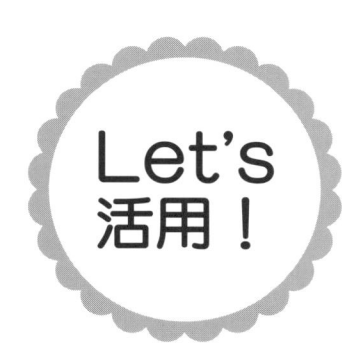

Let's 活用！

紙に簡単な絵（花やちょうや自動車の輪かくなど）を描いておき，子どもに好きな色のふたをカラフルに貼らせるとよい。

そのままコピーして使用できます。

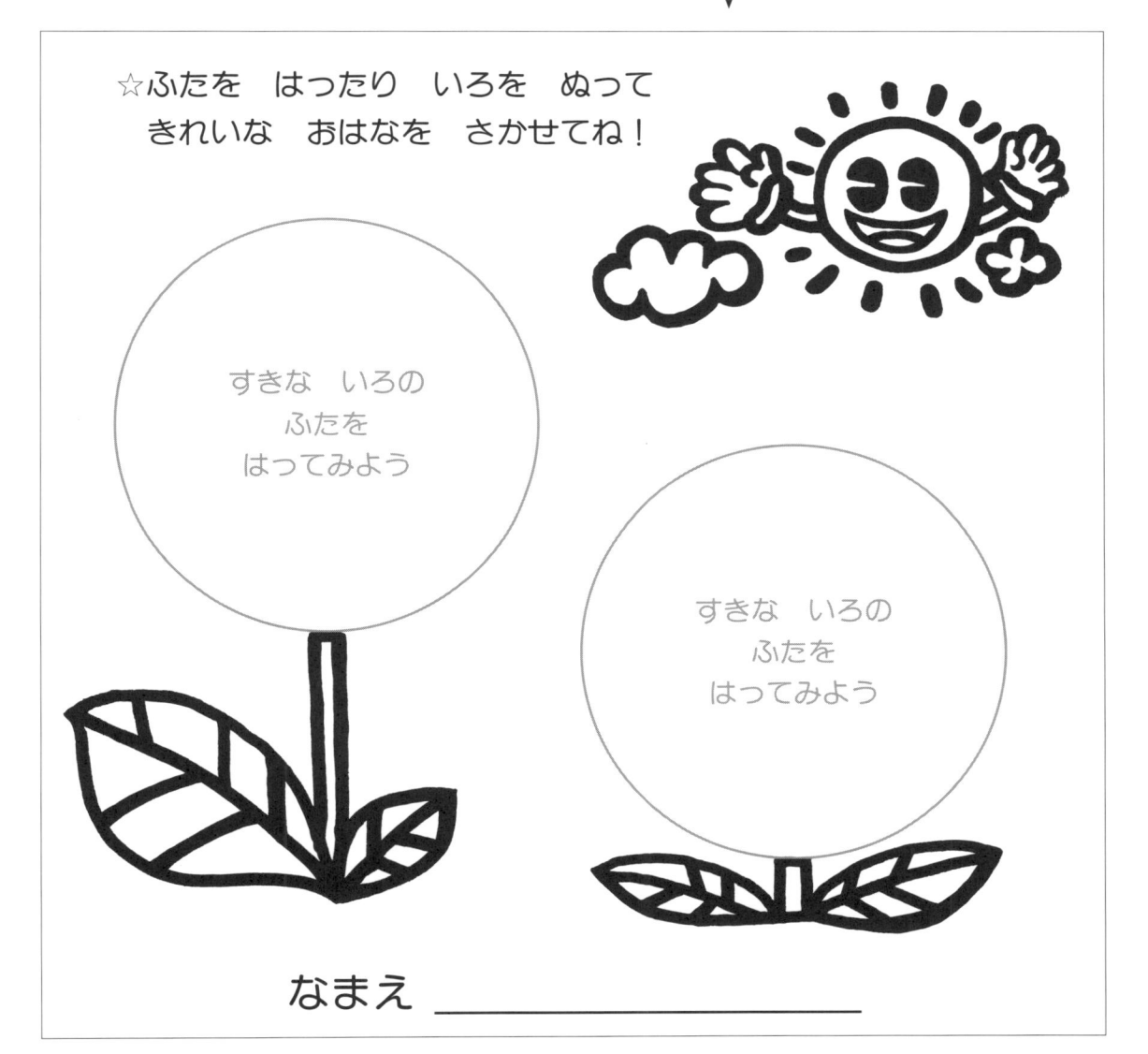

☆ふたを　はったり　いろを　ぬって
　きれいな　おはなを　さかせてね！

すきな　いろの
ふたを
はってみよう

すきな　いろの
ふたを
はってみよう

なまえ _____

なまえ _____

おいしそうな 木の実を たくさん つけてね！

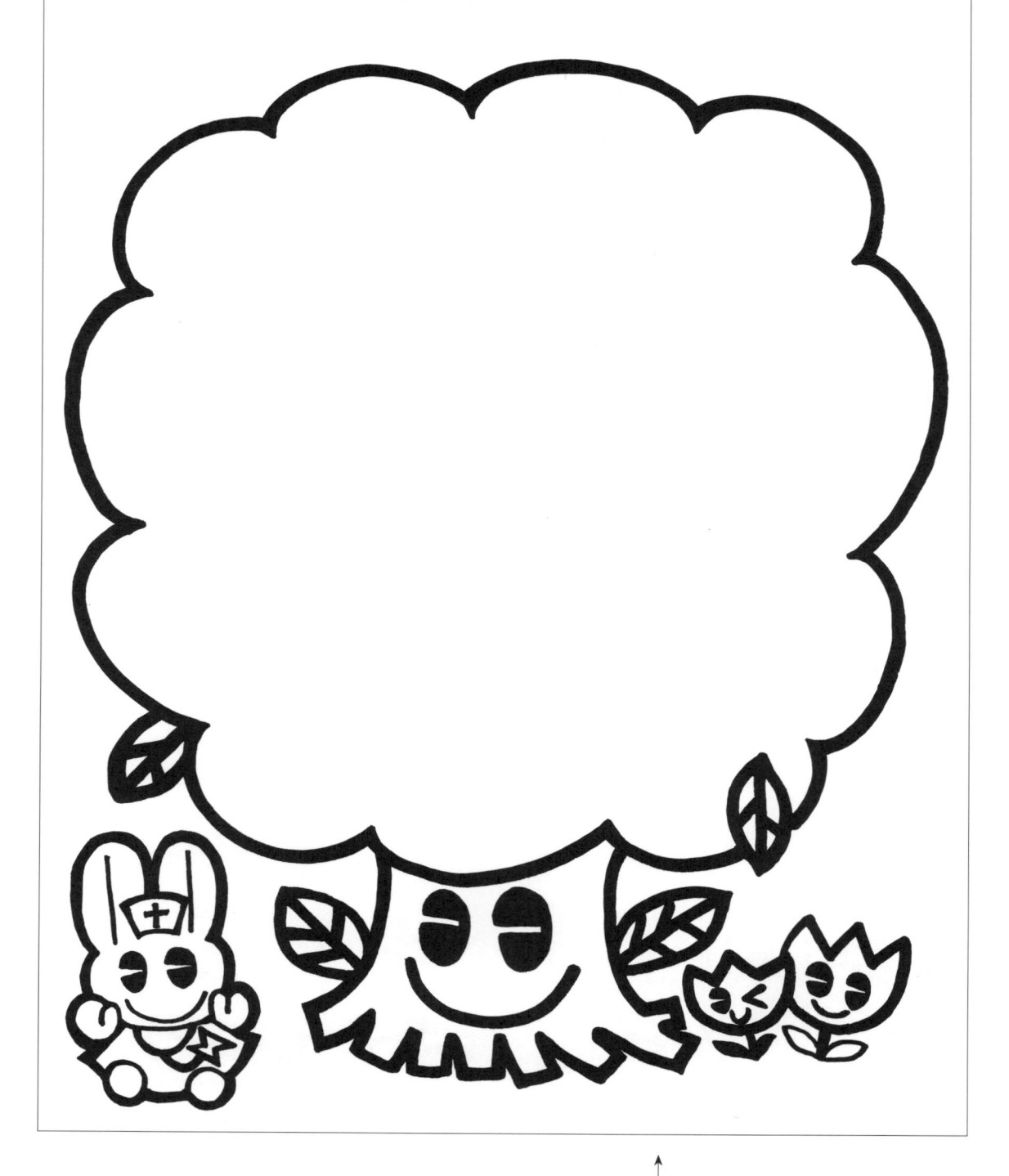

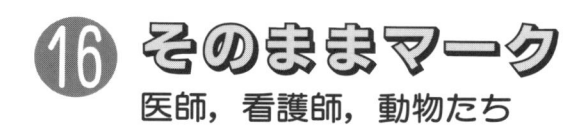

⑯ そのままマーク
医師，看護師，動物たち

※それぞれカラービニールテープの外周や紙コップの口径でまるく型抜きができる大きさになっています。

おもちゃをつくる時などに以下の絵を参考にしてください。

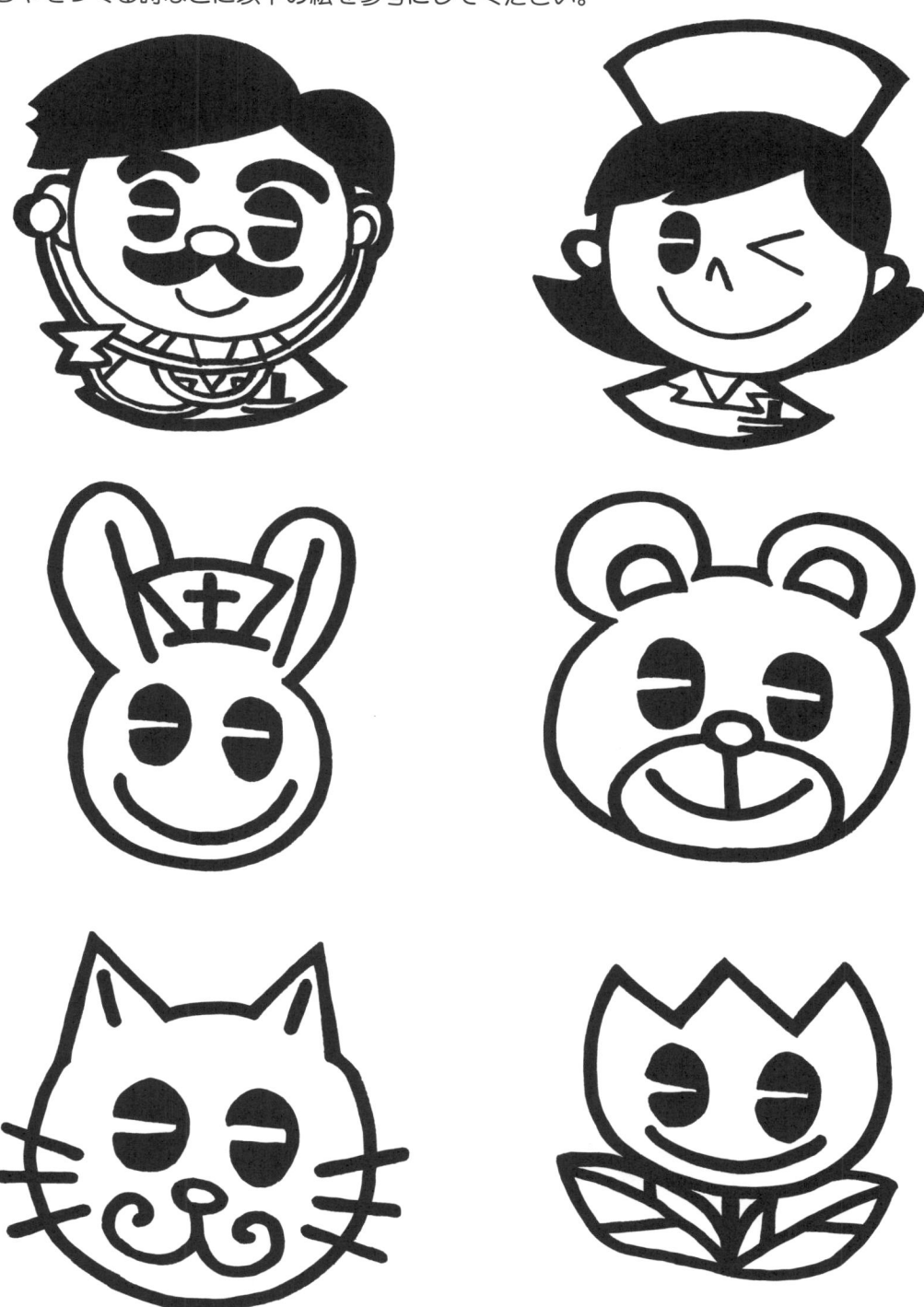

2 外来・病棟でのナースのちょこっと技

17 おちゃめな絆創膏技
点滴もちょっぴり心がなごみます

子どもが点滴をする時に包帯を巻き，最後にテープや絆創膏でとめますよね。処置をする前にあらかじめ絆創膏を適当な長さに切って準備していきますが，キャラクターの絵や，スタッフの似顔絵などを油性ペンで描いておくだけで，ちょっぴり心もなごみます。

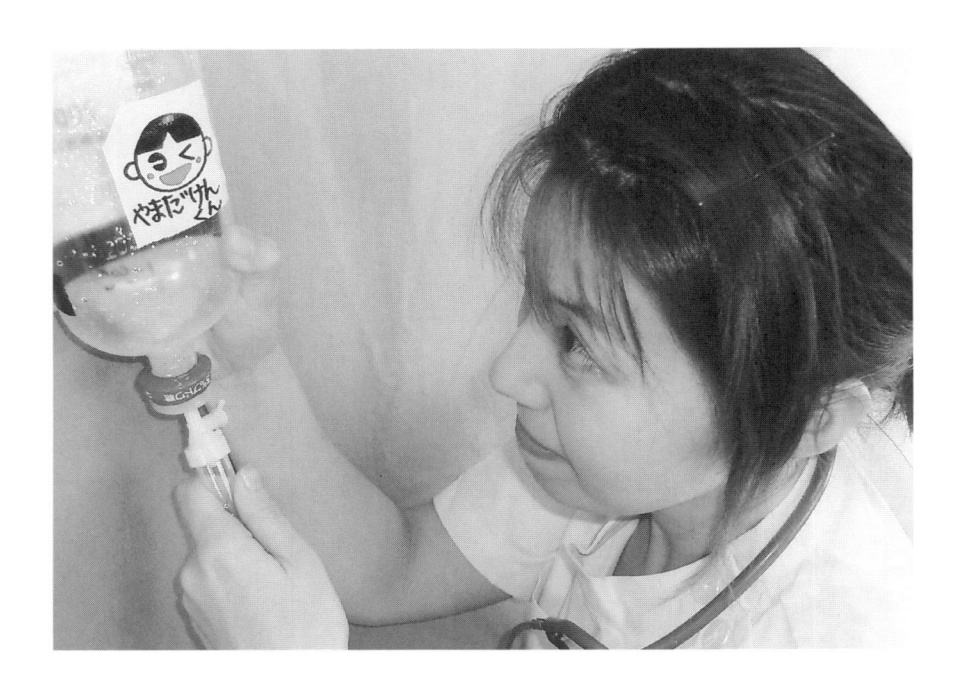

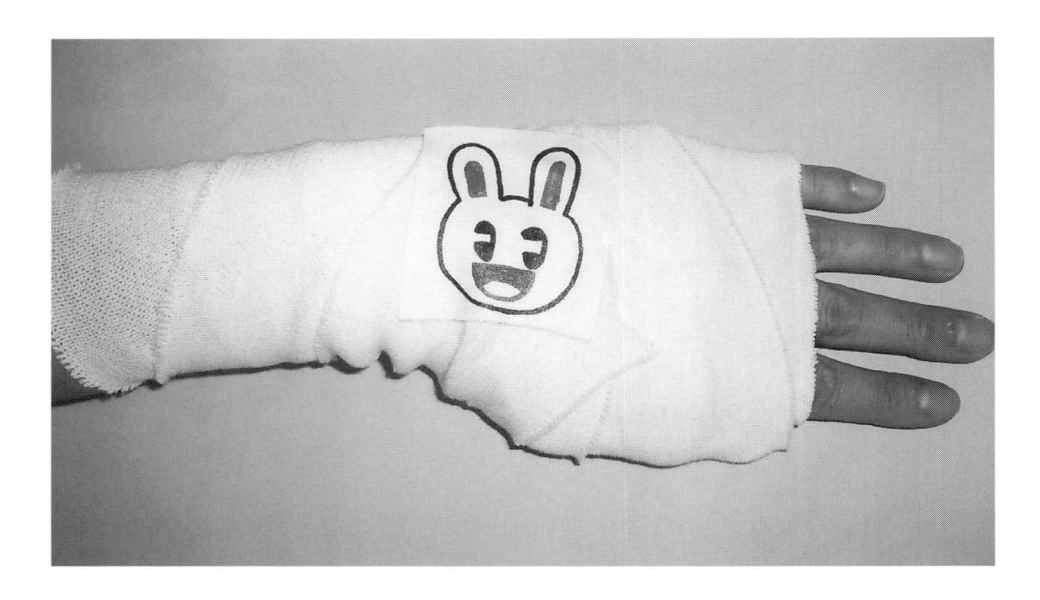

2 外来・病棟でのナースのちょこっと技

● 用意するもの ●

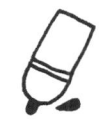

- ペン
（油性の方がよい。水性だとにじむ）

- 絆創膏または病棟で使っているテープ
- クリアファイル

※絆創膏を詰め所に置いてあるクリアファイルに貼っておくとすぐに使える。時間がある時にまとめてつくって，貼っておくとよい。（50ページ参照）

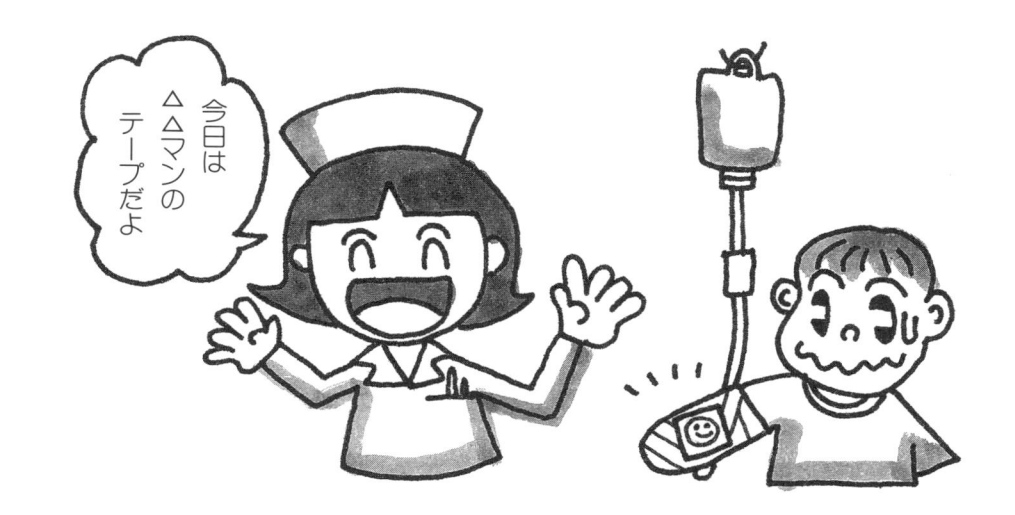

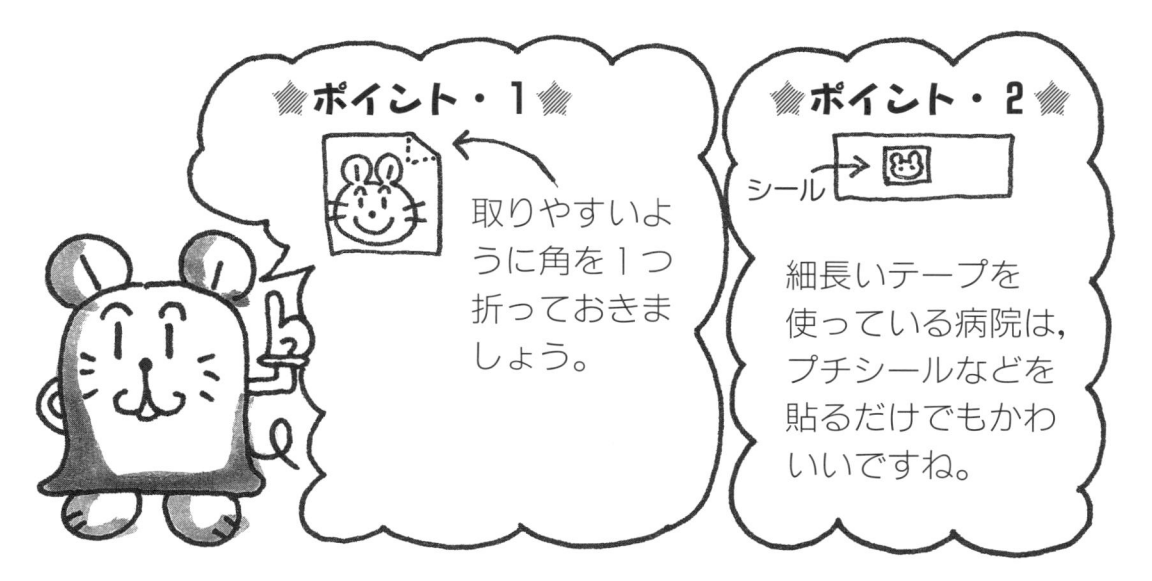

今日は△△マンのテープだよ

ポイント・1

取りやすいように角を1つ折っておきましょう。

ポイント・2

シール

細長いテープを使っている病院は，プチシールなどを貼るだけでもかわいいですね。

Let's 活用！

1

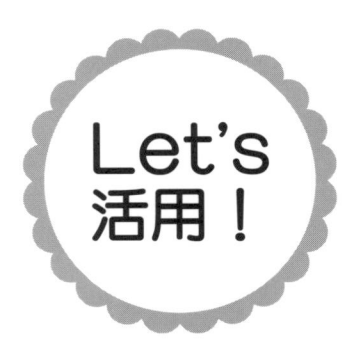

どの絵がいいかな？

子どもの気がそれている間にもう1人のナースが処置をすると案外スムーズにいくことも……。

2

持続点滴など，時間が長いと，子どもも絆創膏に愛着がわくかもしれませんね。

そんな時は点滴が終わってからごほうびに絆創膏をあげたり，他の場所に貼ってあげても可。

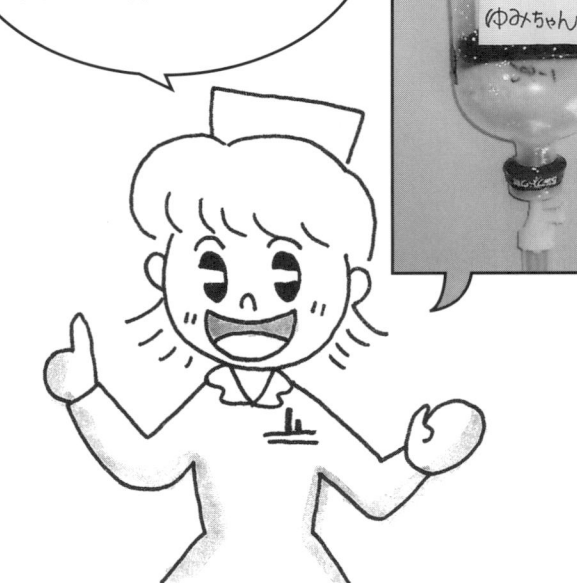

18 一輪挿しでホッとな演出
トイレや洗面所に飾っては

お手軽度

　病棟のトイレや洗面所，詰め所の窓口，外来の受付……など，ちょっと目にとまる場所にお花が飾ってあると，何だかホッとしますよね。詰め所の中にある入れ物をひと工夫して，かわいい花びんのでき上がり。子どもが拾った落ち葉やお花を挿してもいいですし，外に出られない子にはお花をつくってもらって花びんに挿してもいいと思います。花びんにプチシールを貼ってもいいですね。

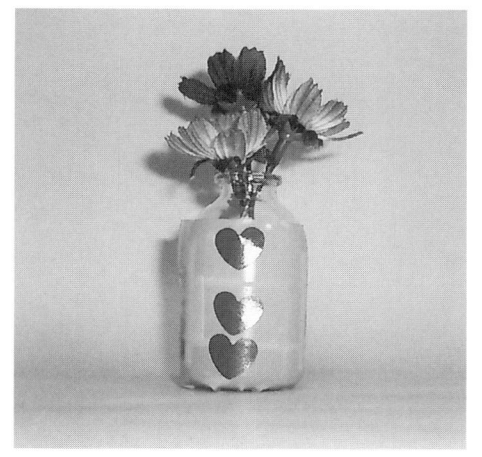

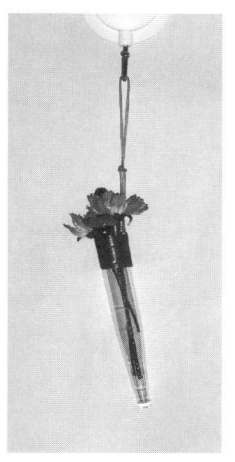

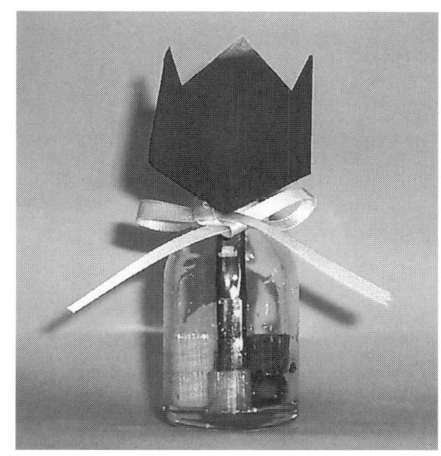

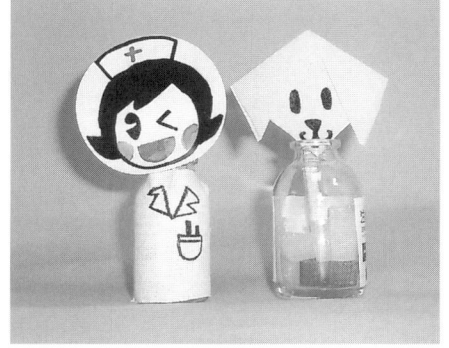

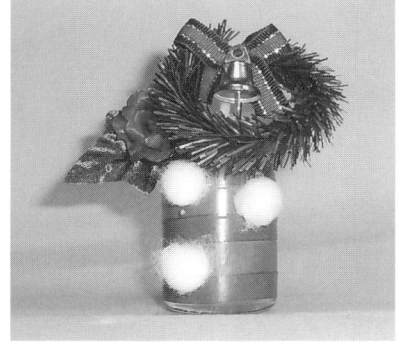

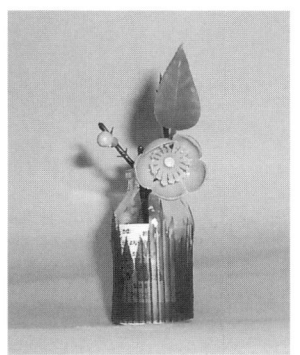

●用意するもの●

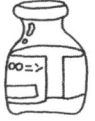

・ガラスの空きびん
・スピッツ
・紙コップ
・カラービニールテープ
・油性ペン
・プチシール
・折り紙
・わりばし

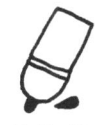

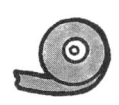

つくり方1

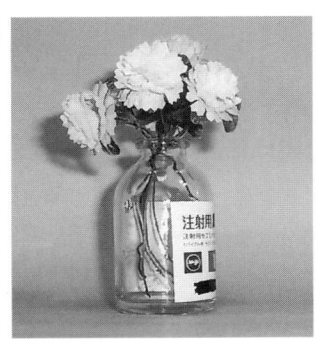

❤1 小さいガラスの空きびん（ふたのあるものは、ふたをペンチでとる）に花を挿してでき上がり。

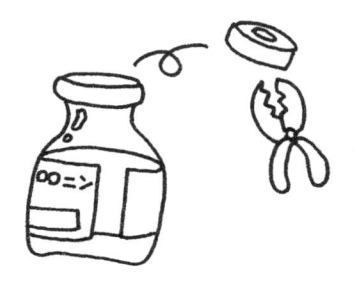

ふたは、ペンチなどがあれば簡単にとれます。よく洗いましょう。

つくり方2

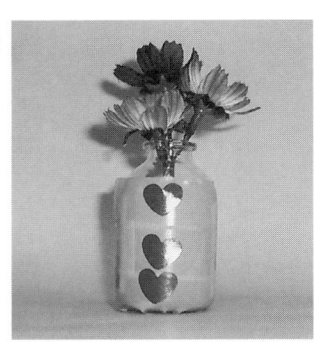

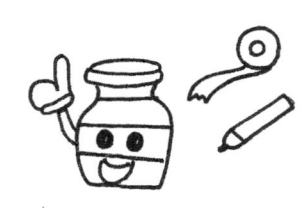

❤2 ❤1のびんにカラービニールテープや絆創膏を巻いて油性ペンやシールでデザインします。

カラービニールテープは巻くだけでカラフルになります。

つくり方3

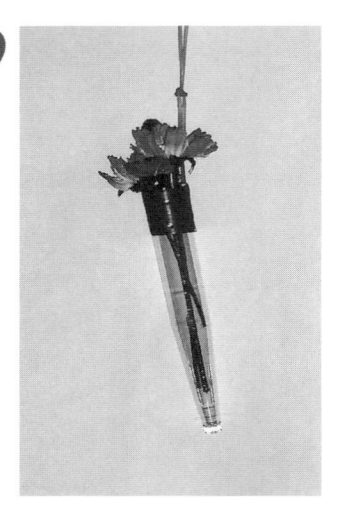

❤3 スピッツなどの容器に輪ゴムをカラービニールテープでとめてでき上がり。ベッドの横やフックにかけられますね。

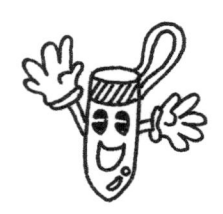

つくり方4

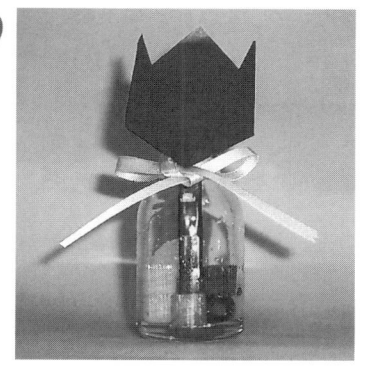

折り紙でチューリップをつくり（子どもにやってもらってもよい），わりばし（3分の1くらいの長さに切る）にテープでとめてでき上がり。わりばしを緑色のカラービニールテープで巻いたり，緑の油性ペンで色を塗ってもきれいです。わりばしがなければ綿棒やつまようじでも代用できます。びんの中に色を塗った小さいふたなどを入れたり，びんの首にリボンを巻いてもかわいいです。

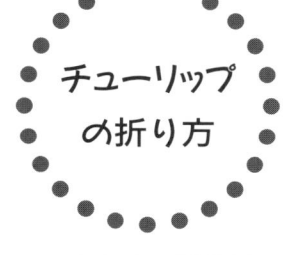

チューリップの折り方

※小さめの折り紙で折った方がかわいいです。

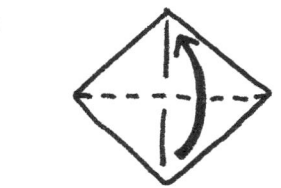

① たてに折り目をつけて三角に折る。

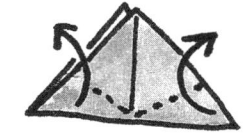

② 真ん中から斜めに折る。

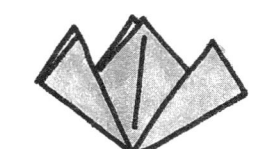

③ でき上がり。
（上下をひっくり返すと犬の顔になります。）

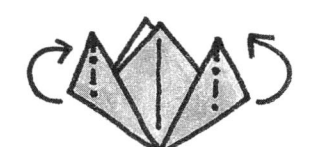

④ 角を反対側に折ると，スリムなチューリップになる。

つくり方5

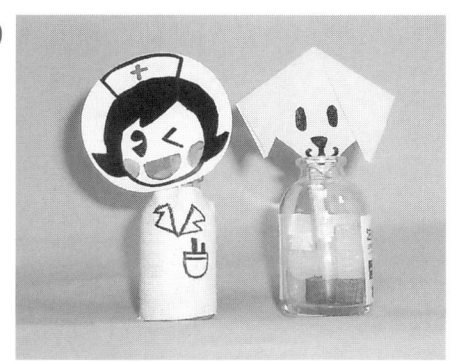

❤️4でつくったチューリップの上下をひっくり返して犬の顔を描いたり（子どもに描かせてもよい），花型の紙に子どもの似顔絵を描いて飾ります。

つくり方6

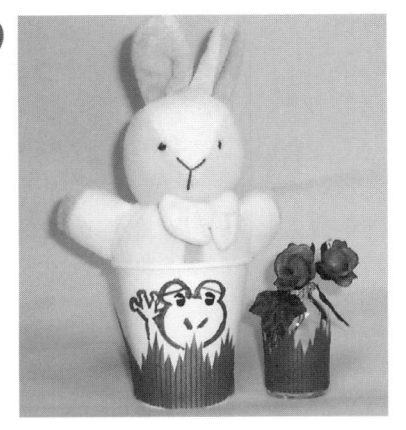

紙コップにプチシールを貼ったり，油性ペンで絵を描いて飾ってもいいですね。子どもに描いてもらった方が喜びます。弁当の中に入っているバランなども飾りにいいですね。ただし紙コップは不安定なので飾る場所によっては，おもりになるものを入れた方がよいかもしれません。

Let's 活用！

緑と赤のカラービニールテープは，巻くだけでクリスマスチックです。綿球はまるで雪のようです。

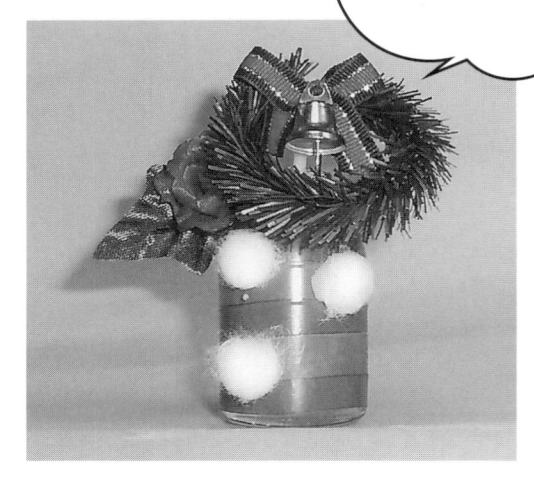

弁当の中に入っているもの（バランやくし）でたちまち春のよそおいです。

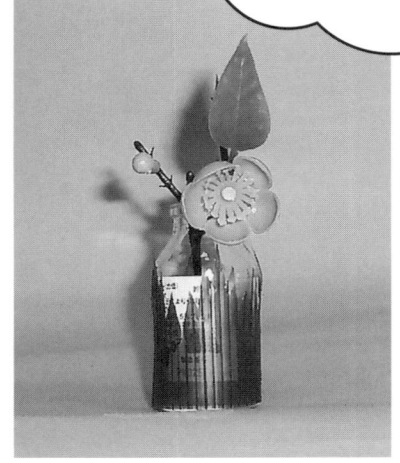

工夫しだいで季節感もだせますね！

2 外来・病棟でのナースのちょこっと技

19 お仕事しましょ
退屈している子どもにシール貼り

お手軽度

日常よく使われる水分出納表や体温チェック表。長期入院の子などで，ある程度作業ができる子には，それらの表にプチシールを貼ってもらうなどして時間を過ごしてもらってはどうでしょう。退屈な子どもにとっては，何かお手伝いをしているような気分になって喜んでくれるかもしれません。

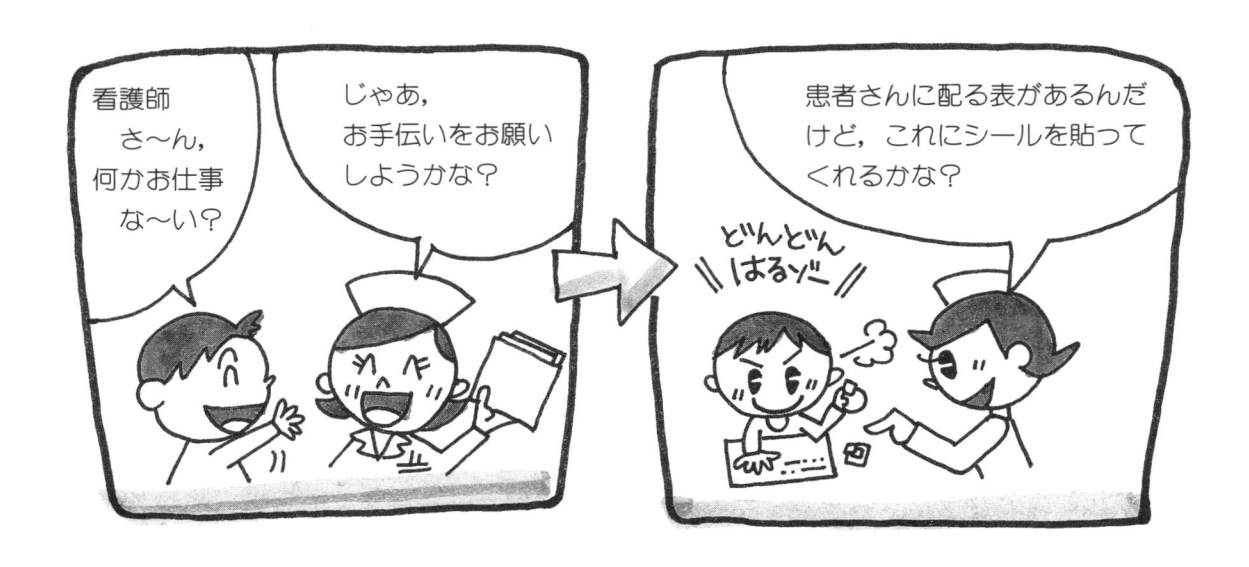

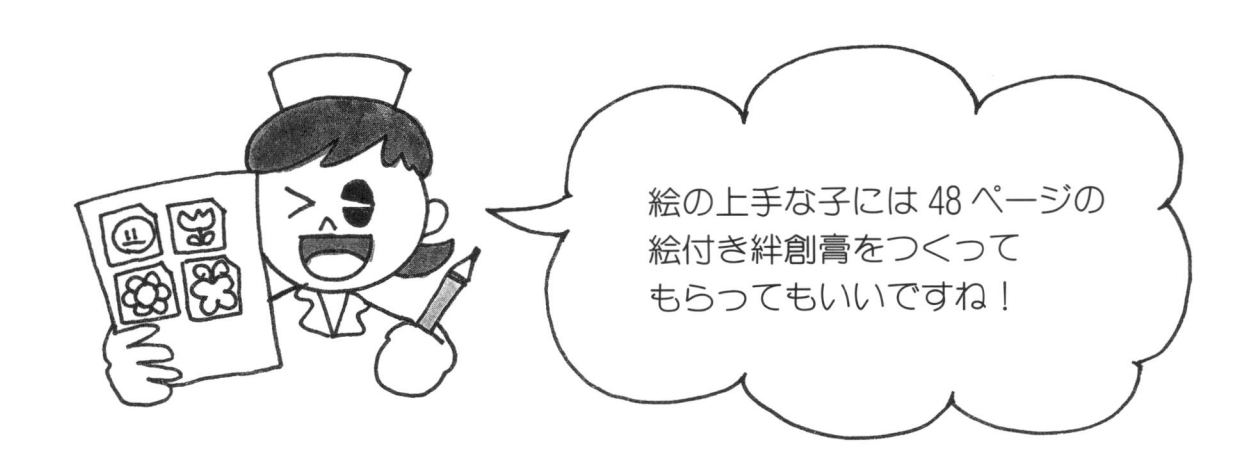

看護師さ〜ん，何かお仕事な〜い？

じゃあ，お手伝いをお願いしようかな？

患者さんに配る表があるんだけど，これにシールを貼ってくれるかな？

どんどんはるゾー

絵の上手な子には48ページの絵付き絆創膏をつくってもらってもいいですね！

3 これぞナースの神（紙）技⁉

⑳ 今すぐ紙プロペラ
落ちる姿がかっこいい

お手軽度

その辺の紙さえあればすぐにできる紙プロペラです。くるくると回りながら落ちる様子がおもしろいですよ。プロペラの先に模様を描くとかわいいですね。

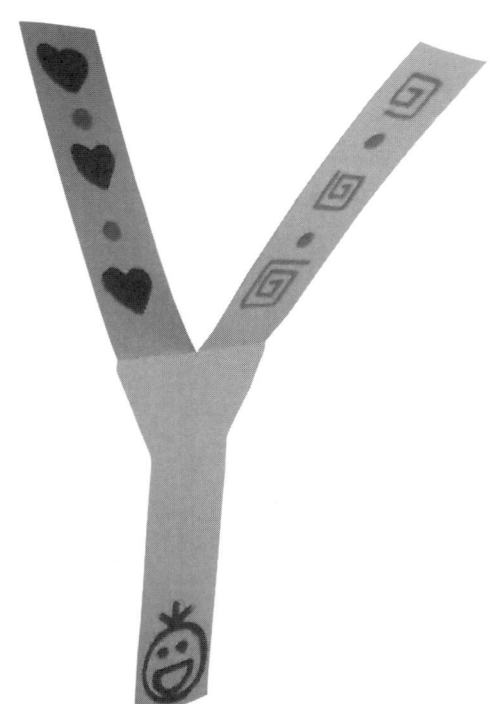

＜紙プロペラ１＞

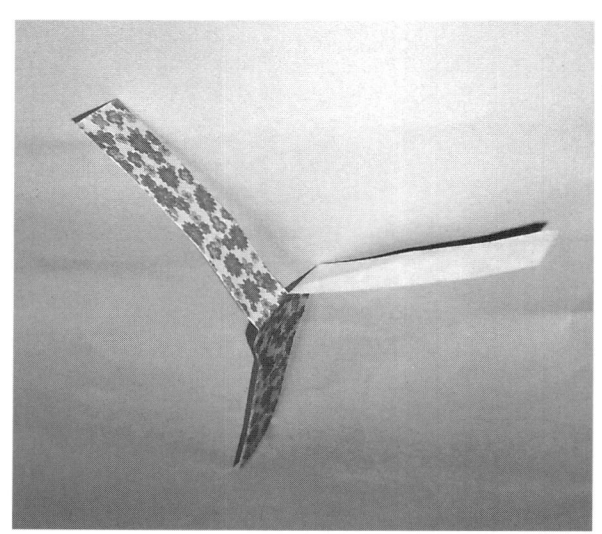

かわいい包装紙でつくったもの

＜紙プロペラ２＞

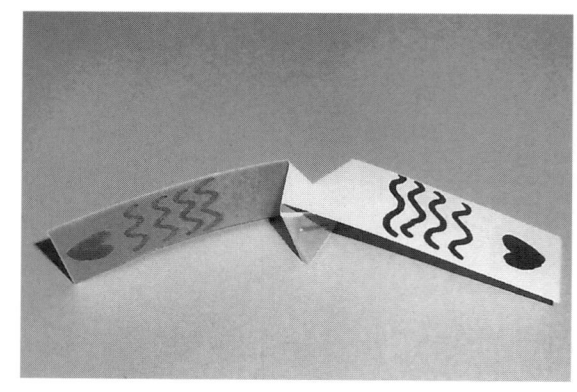

模様を手描きしたもの

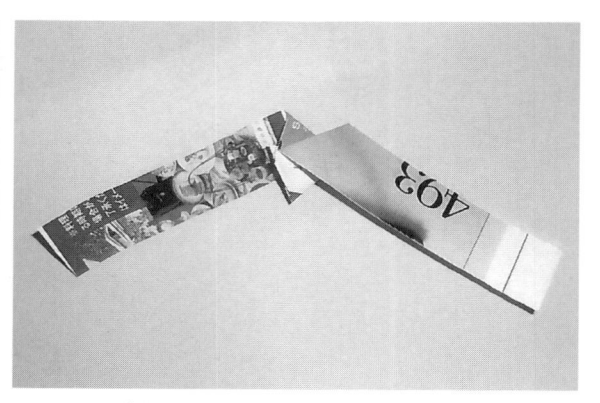

折り込み広告でつくったもの

3 これぞナースの神（紙）技⁉

●用意するもの●

・紙
・はさみ
＜紙プロペラ2＞
・ホチキス

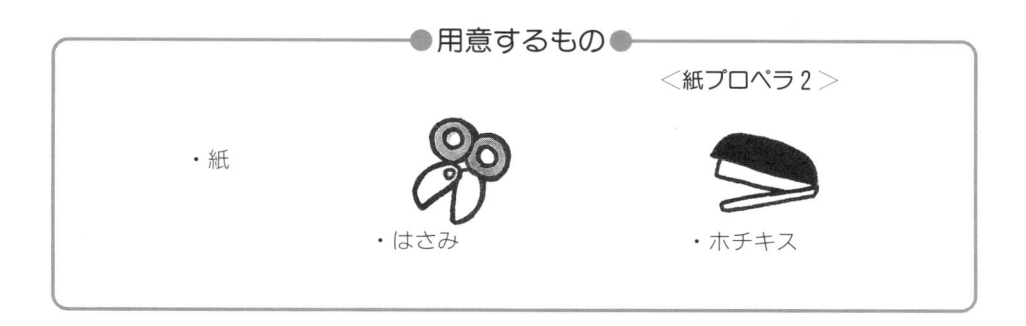

つくり方　＜紙プロペラ1＞

① 右図の比になるように紙（チラシ，メモ用紙，コピー用紙など）を切る。

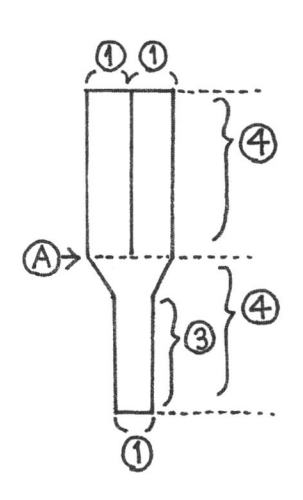

② 切り込んだ根もとの部分Ⓐから，たがい違いに折ってでき上がり。

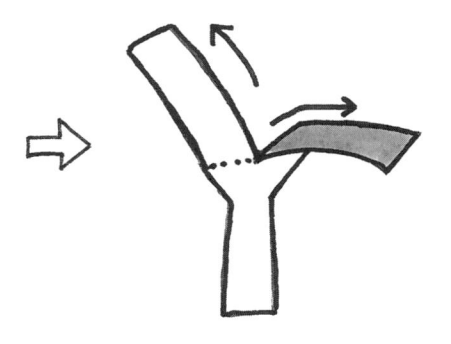

③ 高いところから落とすとくるくる回りながら落ちていきます。模様を描くと楽しいよ。

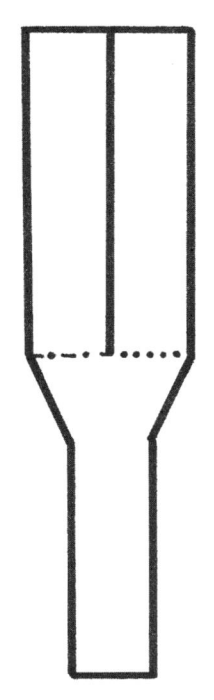

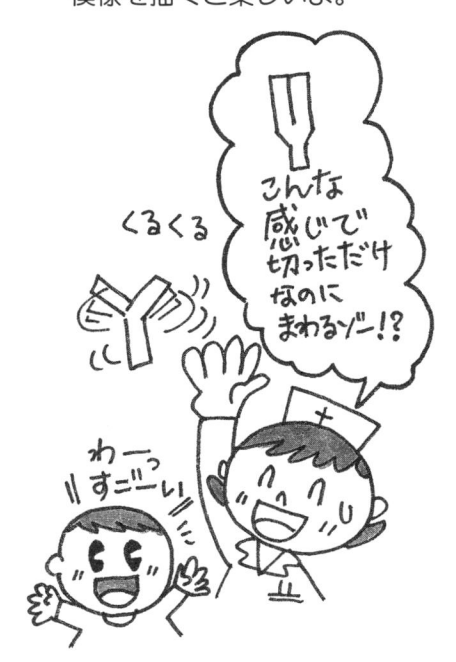

◆ポイント◆

・あまり正確でなくても大体左の図のように切ればくるくる回るのでお手軽です。メモ用紙などでもできるので，左図の上に紙をあてて線の上をなぞってもいいですよ。

こんな感じで切っただけなのにまわるゾ―⁉

くるくる

わーっ‼すごーい‼

つくり方　＜紙プロペラ2＞

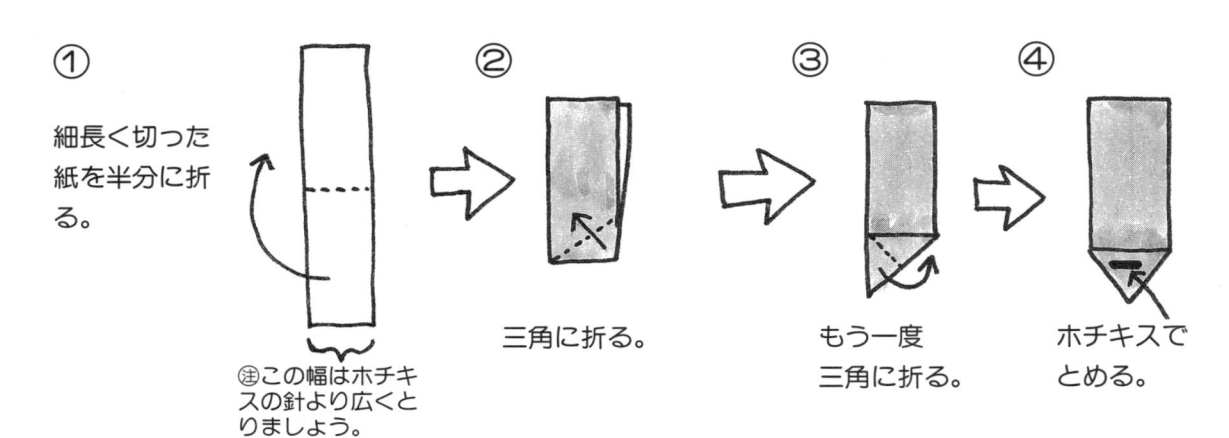

① 細長く切った紙を半分に折る。
㊟この幅はホチキスの針より広くとりましょう。

② 三角に折る。

③ もう一度三角に折る。

④ ホチキスでとめる。

⑤ 1枚を手前に折る。

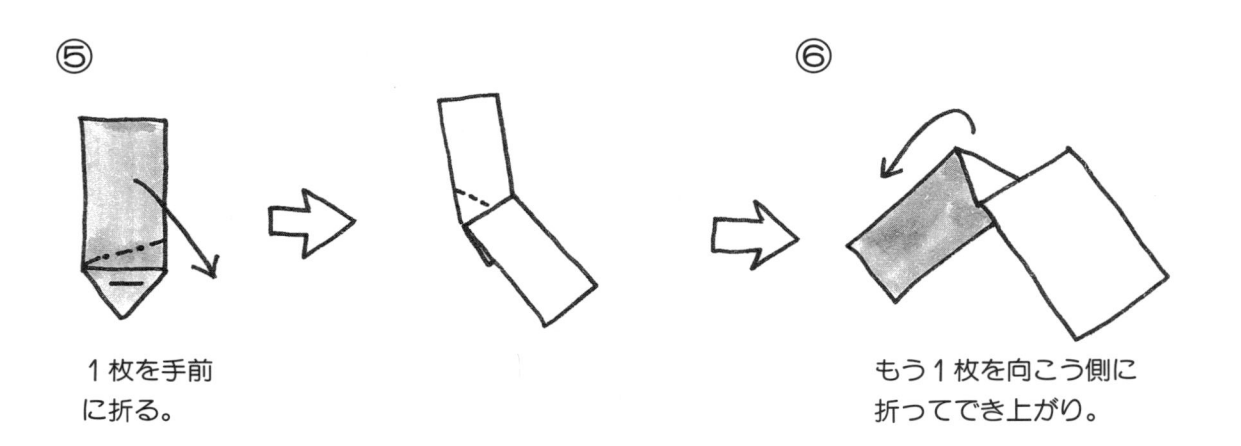

⑥ もう1枚を向こう側に折ってでき上がり。

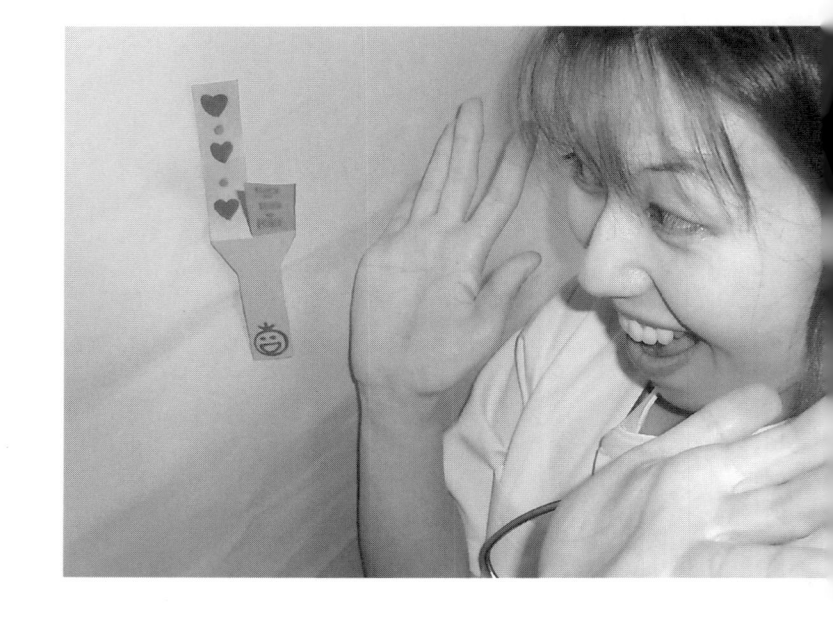

✤ポイント✤

・プロペラの幅や長さや傾きの加減によって，よく回ったり，あまり回らなかったりするので工夫してみてください。模様を描くときれいです。

㉑ 見えない魔法の糸
あーら不思議，紙がおじぎを

どこにでもある紙を，ちょっと切るだけですぐにできる手品です。手の動きとか身の動きがぴったり合うと，本当に紙を操っているように見えます。

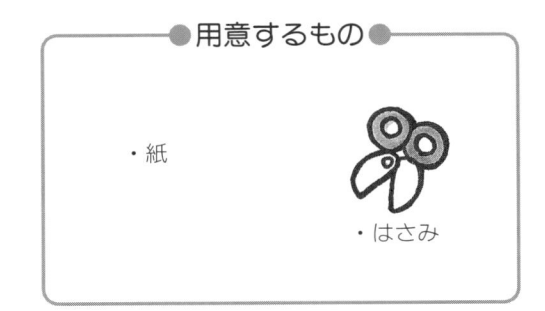

●用意するもの●
- 紙
- はさみ

やり方

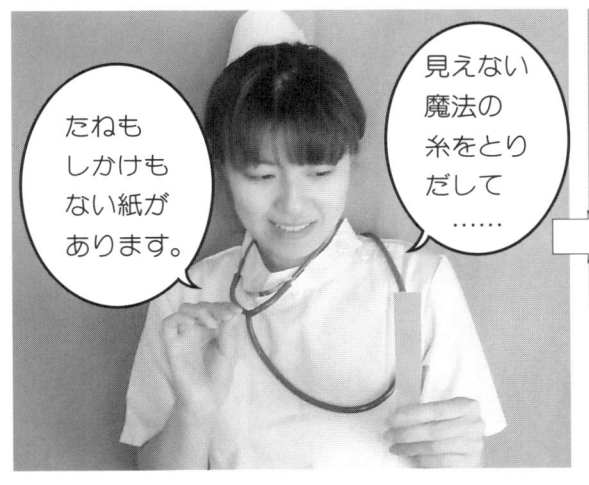

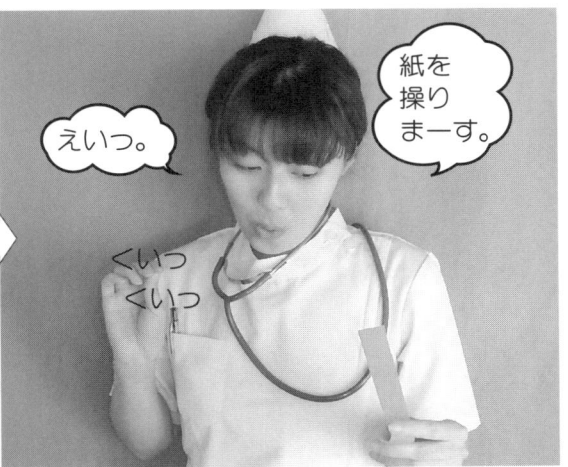

（たねも しかけも ない紙が あります。）（見えない魔法の糸をとりだして……）

（えいっ。）（紙を操りまーす。）くいっ くいっ

たねあかし

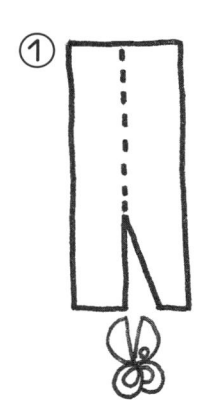

① 細長い紙を図のように切り2つに折る。

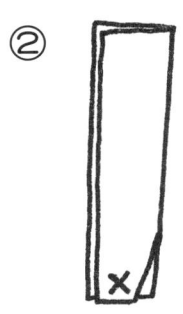

② ×印のところに親指がくるように持つ。

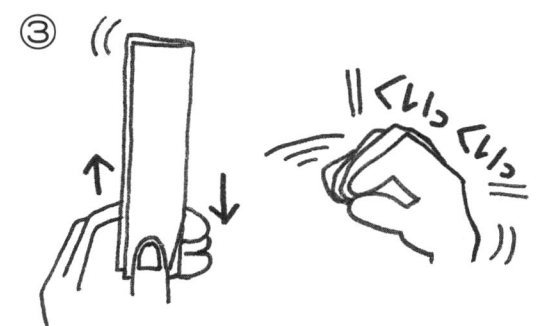

③ もう片方の手は紙の動きに合わせて糸を引くまねをする。紙を指ではさみ，こすり合わせるようにすると紙がひとりでに動いているように見えます。

㉒ ミニミニナースキャップ
点滴ボトルにのせても楽しい

お手軽度

　子どもがお医者さんごっこをして楽しんでいるのをよく見かけます。入院している子どもならなおさらのこと，あこがれの看護師さんに変身してみたいと思っている子も多いでしょう。ナースキャップをプレゼントして「1日ナース，お願いネ」とニッコリほほえんであげてはどうでしょう。女の子だと特に喜びます。「1日ナース」をお願いした際には何か簡単なお仕事を頼むと，子どもは何か役割を与えられたような小さな誇りでいっぱいになります。お仕事の内容は「お仕事しましょ（55ページ）」などを参考にしてみてください。

● 用意するもの ●

・白い長方形の紙
・プチシールなど
・ホチキス

つくり方

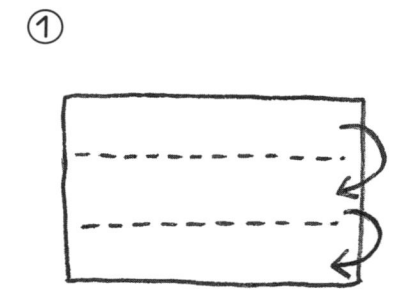

① 白い長方形の紙（裏が白いチラシやカレンダー，コピー用紙など，何でも可）を三等分くらいに折る。

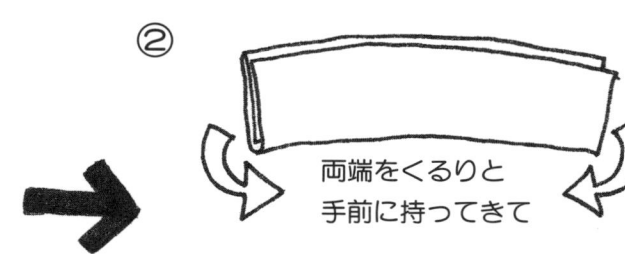

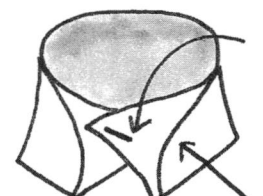

② 両端をくるりと手前に持ってきて

内側をホチキスでとめる。

外側の紙の角を切り，カーブをつけると，よりリアル。

3 これぞナースの神(紙)技⁉

<キャップを後ろから見た図>

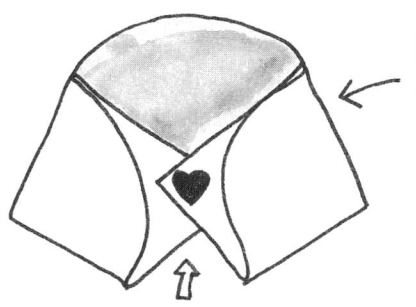

軽く折り目をつけると格好よくなります。

ホチキスの針の保護のためにプチシールやテープをつけましょう。

わーっ。本物の看護師さんになった気分♡

〇〇ちゃんにナースキャップをプレゼント！

ポイント

・子どもにわかりやすいようにキャップに✚というマークを赤いペンで特別に描いてあげてもよいでしょう。
・白いピンなどで髪にとめてあげるとよいでしょう。

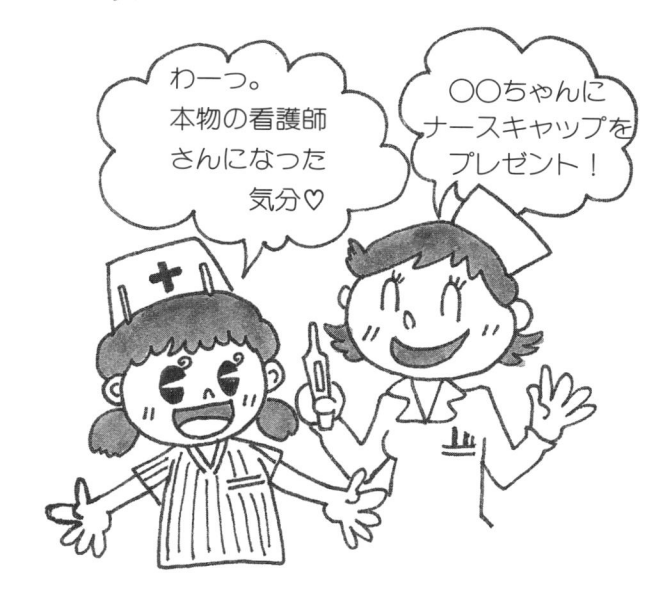

Let's 活用！

1

病室や病棟にある人形やぬいぐるみにつけてあげてもかわいいです。

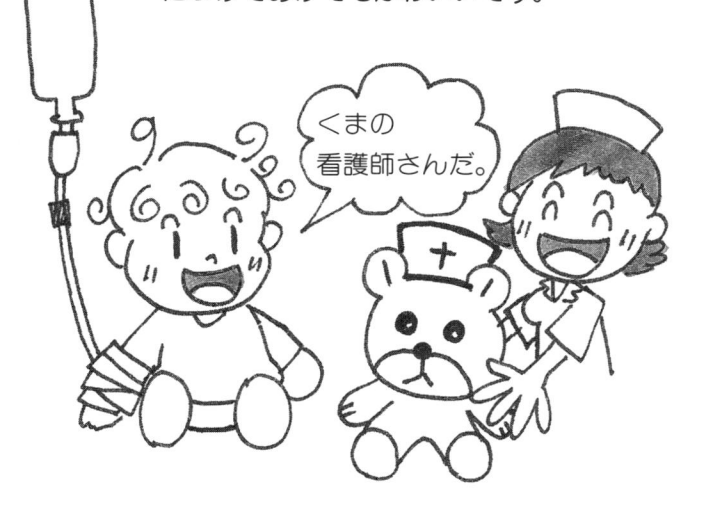

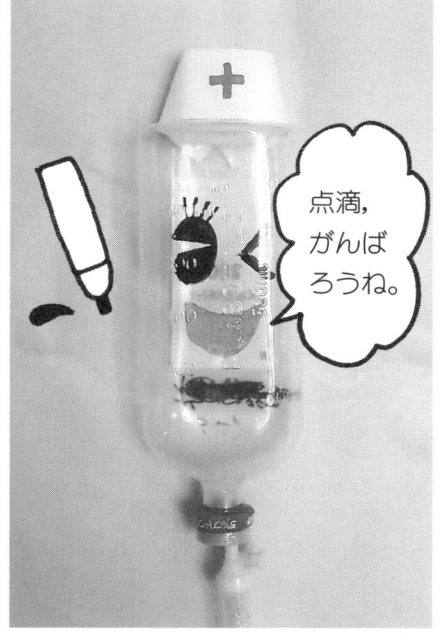

くまの看護師さんだ。

2

点滴、がんばろうね。

小さいキャップを作り、点滴ボトルの上にちょこんとのせて、顔を描いてあげると、子どもも喜びます。

23 誰でもできるすてきな切り絵
広げればきれいな模様のでき上がり

お手軽度

適当な紙とはさみがあればすぐにできる簡単な切り絵です。はさみが使える子どもならば，あらかじめ大人が紙に線を描いておき，自分で切らせてもよいでしょう。できた作品を飾ってあげると，子どもも喜びます。

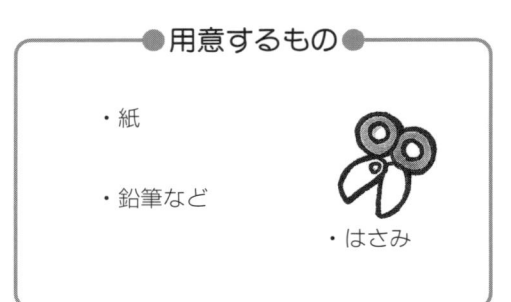

●用意するもの●

・紙
・鉛筆など
・はさみ

つくり方

＜２つ折り＞

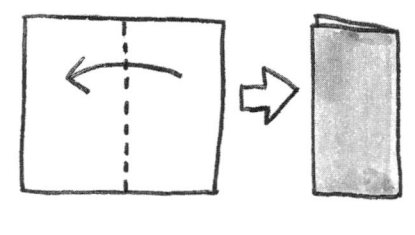

四角い紙を２つに折ります。

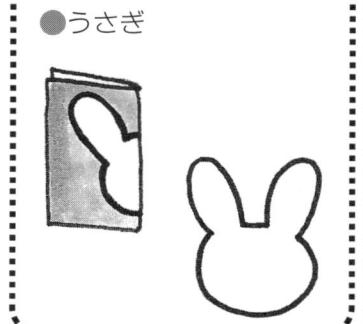

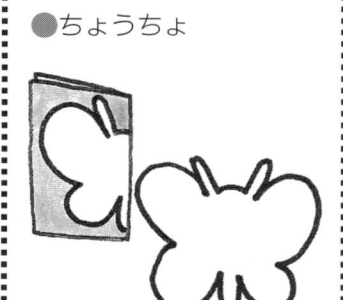

●うさぎ

●ちょうちょ

＜４つ折り＞

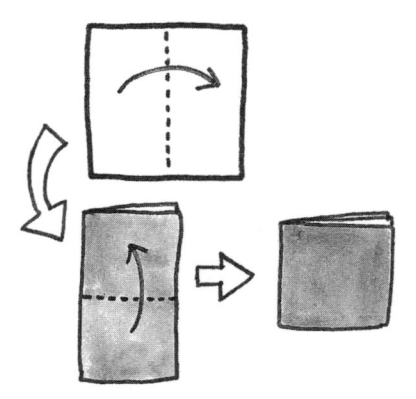

四角い紙を２つ折りし，もう一度折ります。

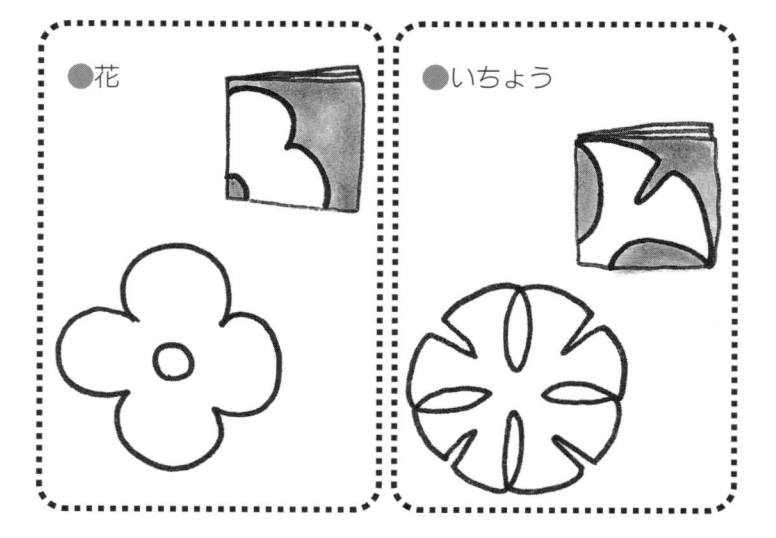

●花

●いちょう

3 これぞナースの神(紙)技⁉

＜8つ折り＞

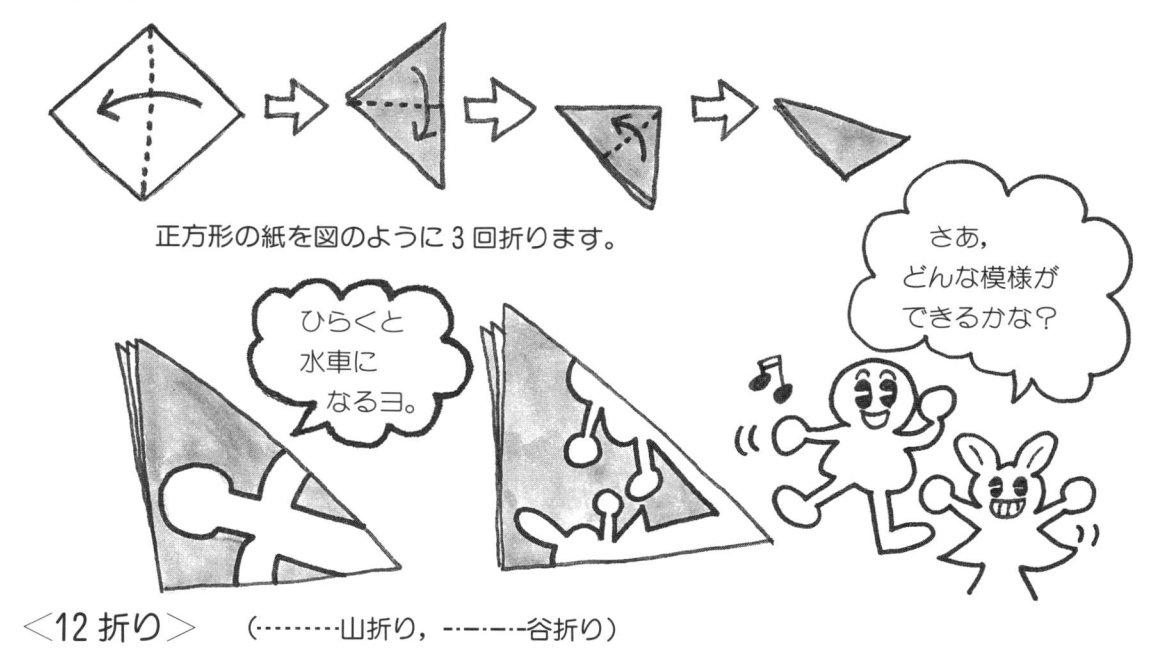

正方形の紙を図のように3回折ります。

ひらくと水車になるヨ。

さあ、どんな模様ができるかな？

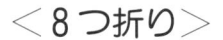

＜12折り＞　（………山折り，—・—・—谷折り）

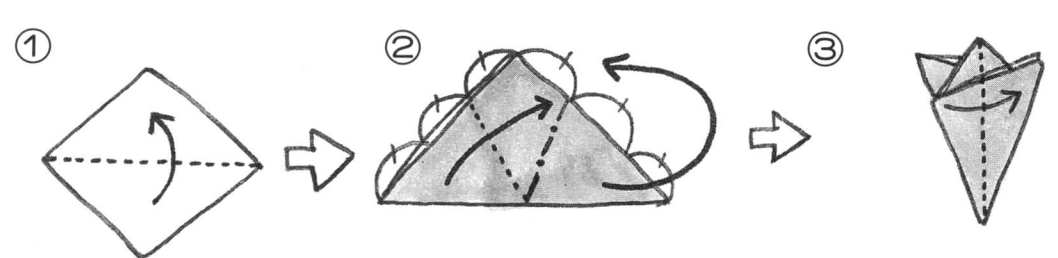

① ② ③

正方形の紙を図のように折っていきます。

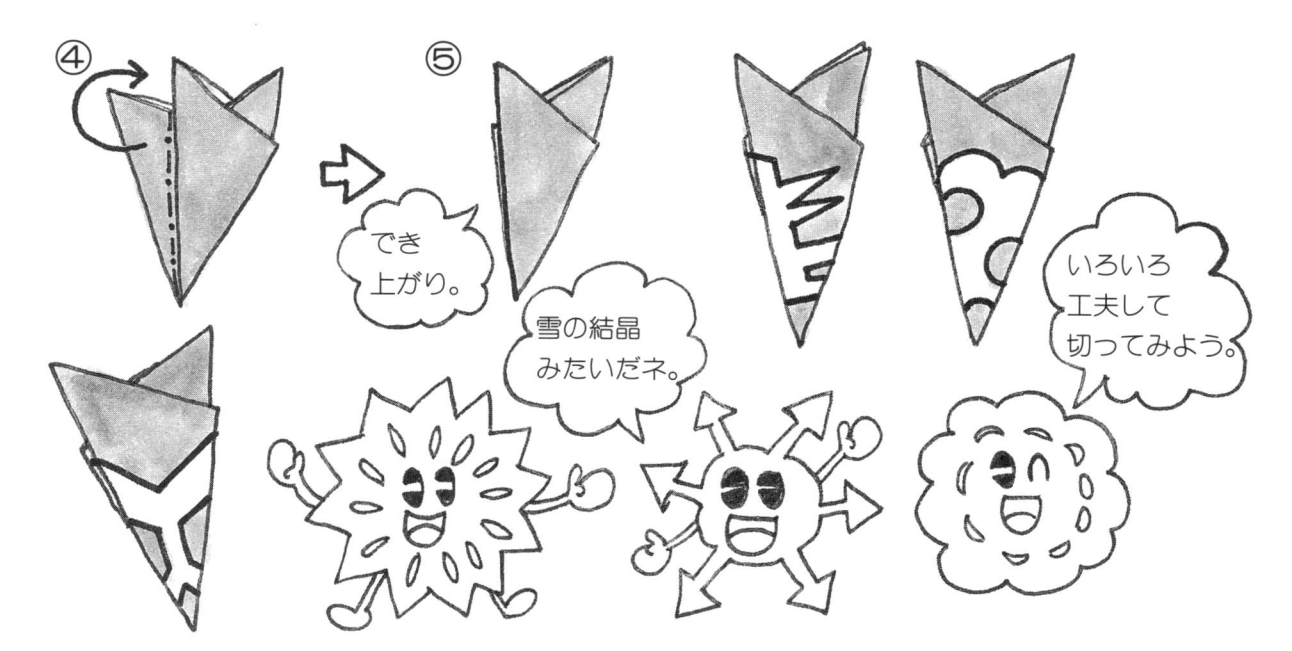

④ ⑤

でき上がり。

雪の結晶みたいだネ。

いろいろ工夫して切ってみよう。

＜びょうぶ折り＞

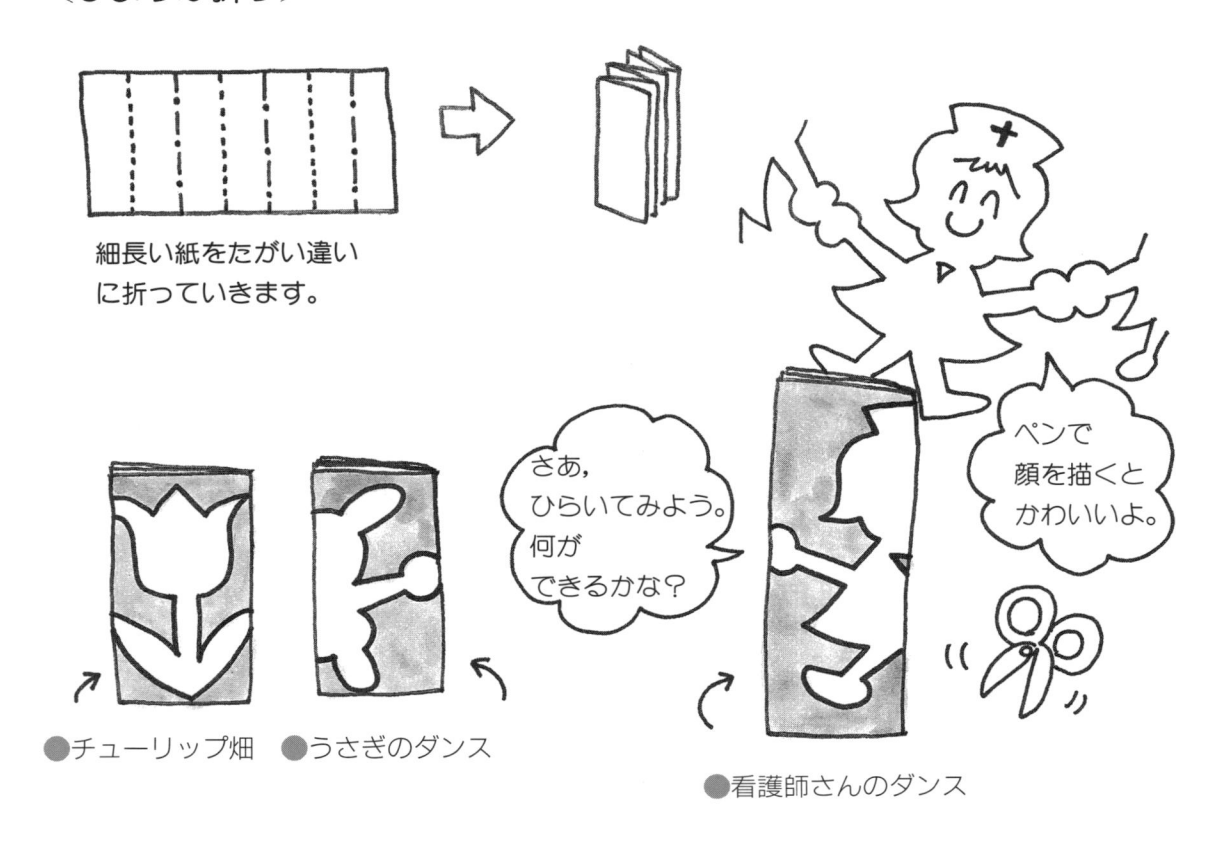

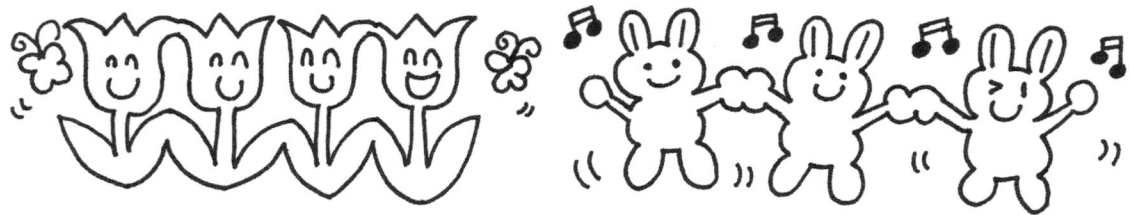

細長い紙をたがい違いに折っていきます。

さあ，ひらいてみよう。何ができるかな？

ペンで顔を描くとかわいいよ。

●チューリップ畑　●うさぎのダンス

●看護師さんのダンス

Let's 活用！

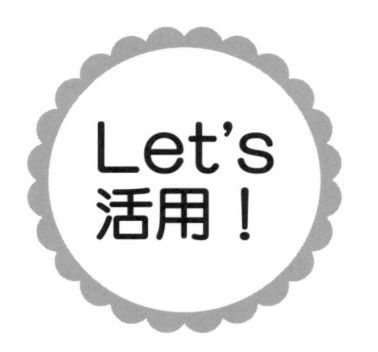

12折りは，雪の結晶のような模様ができて，切り方しだいでいろいろ楽しめます。クリアファイルなどにはさみ，周囲を切って○○ちゃんオリジナルのおしゃれコースター（42，43ページ参照）をつくってみてはいかがでしょうか。また，窓や廊下に飾ってあげてもいいですね。子どもはとても喜びます。

24 「へのへのもへじ」のバリエーション
先生は「へろへろししじ」だ

誰でも知っている「へのへのもへじ」。他のひらがなを使って、よりおもしろい顔をつくってみましょう。「おもしろい顔を開発したら、看護師さんに見せてね♡」と声をかけると、もくもくと「へのへのもへじ」に取り組む子どももいます。子どもが絵を見せてくれたら「○○さんに似てない？」「よく思いついたね」などと、お話してあげると喜びます。

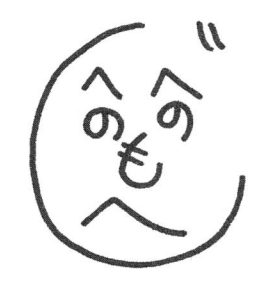

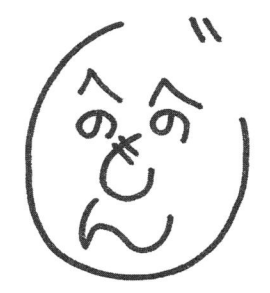

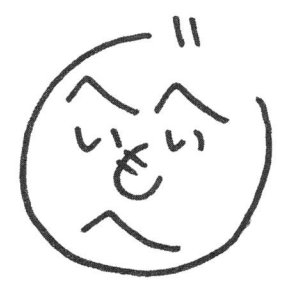

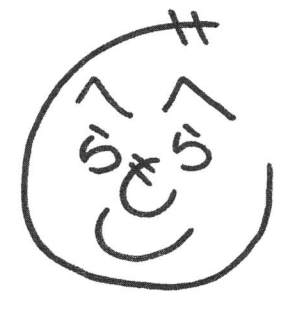

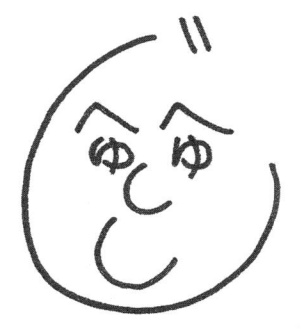

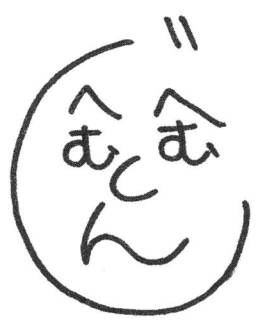

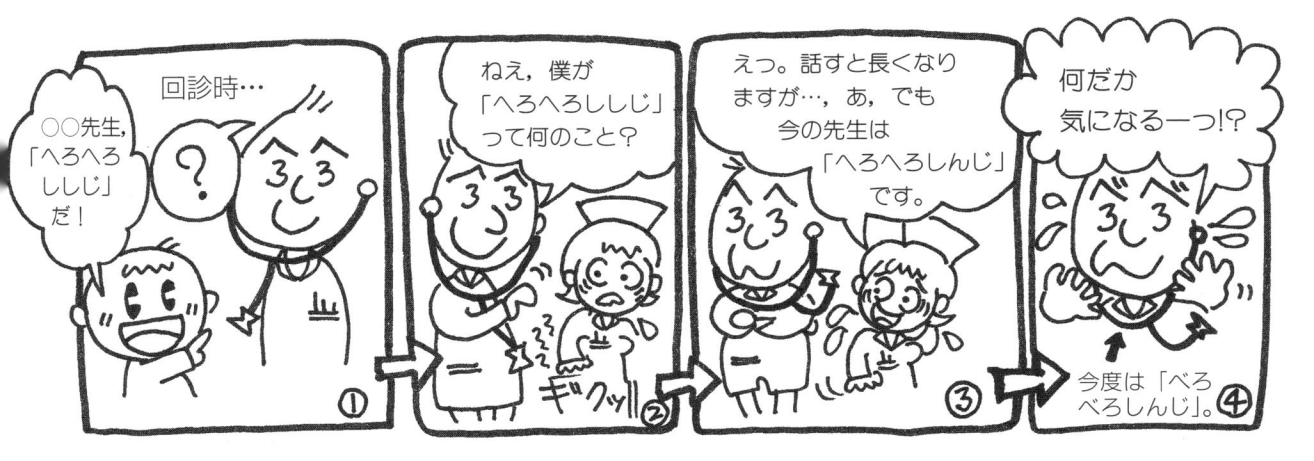

「へのへのもへじ」　　「へのへのもんじ」　　「へいへいもへじ」

「へらへらもしも」　　「へゆへゆししじ」　　「へむへむしんじ」

25 簡単絵かきうた
見せるだけで幼児は大喜び

お手軽度

昔からある絵かきうたと，お医者さん絵かきうたを紹介します。絵が描けない幼児でも，コックさんやたこ入道は，見せるだけで喜びます。

● さかな

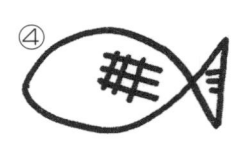

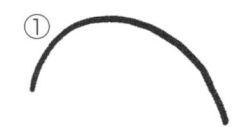

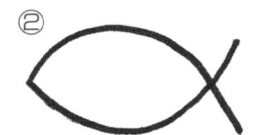

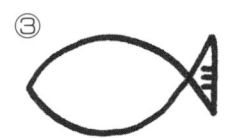

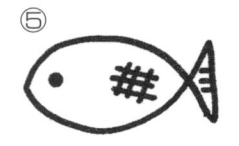

① 山があって
② 谷があって
③ 段々畑に
④ 麦畑
⑤ 豆があって
⑥ きゅうりがあって
⑦ あらあら
⑧ さかなになっちゃった

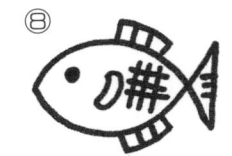

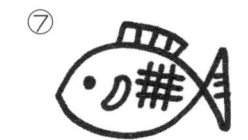

● たこ入道

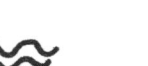

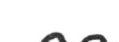

① みみずが3匹よってきて
② おせんべ3枚たべました
③ 雨がザーザー降ってきて
④ あられもポツポツ降ってきて
⑤ あっというまにたこ入道

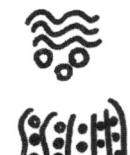

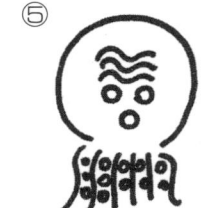

● アヒル

① にいちゃんが
② さんえんもらって
③ 豆買って
④ 口をとんがらして
⑤ アヒルのこ

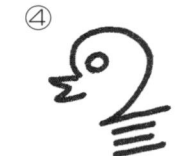

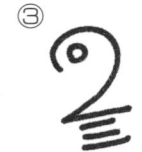

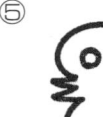

66

3 これぞナースの神（紙）技⁉

●コックさん

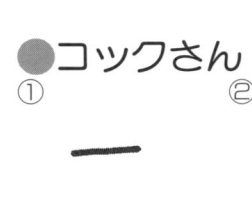

① 棒が１本あったとさ

② はっぱかな

③ はっぱじゃないよカエルだよ

④ カエルじゃないよアヒルだよ

⑤ ６月６日に雨ザーザー降ってきて

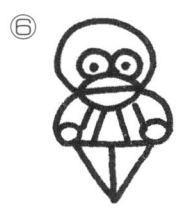

⑥ 三角定規にひび入って

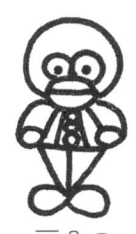

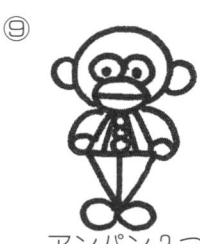

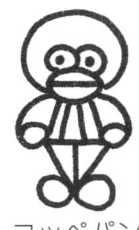

⑦ コッペパン２つ

⑧ 豆３つ

⑨ アンパン２つくださいな

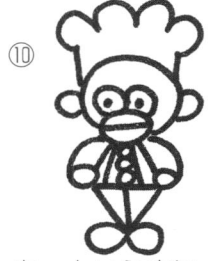

⑩ あっというまにかわいいコックさん

●かわいいお医者さん（青木智恵子作）

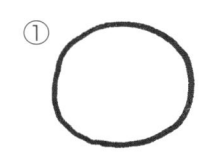

① おさらが１つありました

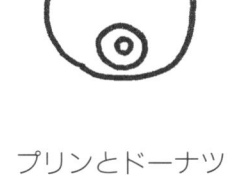

② プリンとドーナツおやつにいかが

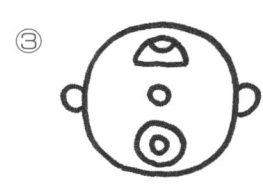

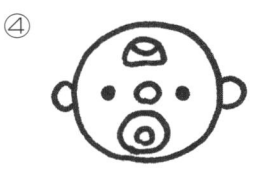

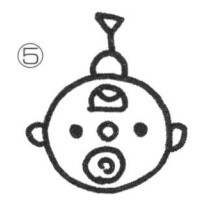

③ おだんご３つ

④ 豆２つ

⑤ フルーツパフェもたべたいな

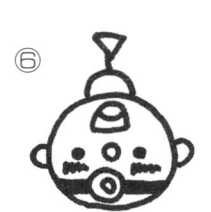

⑥ 黒のりたくさん巻きましょう

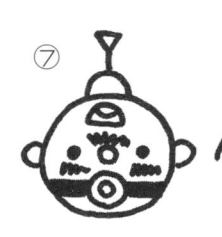

⑦ まだまだたくさん巻きましょう

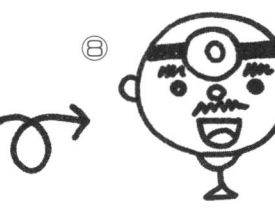

⑧ ひっくり返すとお医者さん

☆ポイント☆

・病棟の先生によってひげをつけたり，まゆを太くしたりして，似せてあげましょう。
・「ひっくり返すと○○先生」というふうにアレンジしてもよいですね。

4 ナースの今すぐマジック

26 舌圧子マジック
のどを見るヘラに不思議な力が

お手軽度

　ディスポの舌圧子（コストがかかるので舌圧子を使うことに抵抗があったり，その場にない場合は，細長いペンや定規などで代用できます）さえあれば，すぐにできる簡単マジックです。診察時，のどを見るのに舌圧子を使いますが，「オェッ」となるので嫌がる子どもも多いですね。でも，マジックを見せる前に，「のどを見る時のヘラ，実は不思議な力があるんだよ」などと興味を持たせると，お医者さんの診察の時，子どもの見る目が少しは変わるかもしれません。また，もっと簡単なやり方（69ページ）も参考にしてくださいね。

やり方

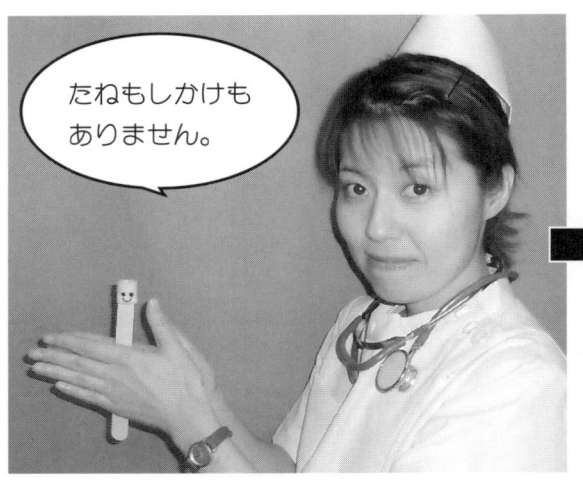

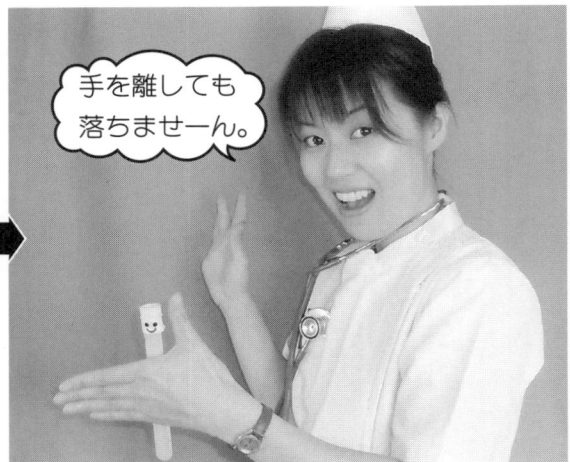

「たねもしかけもありません。」

「手を離しても落ちませーん。」

たねあかし

裏

●用意するもの●
- ディスポの舌圧子（未使用）
- ペンまたは定規

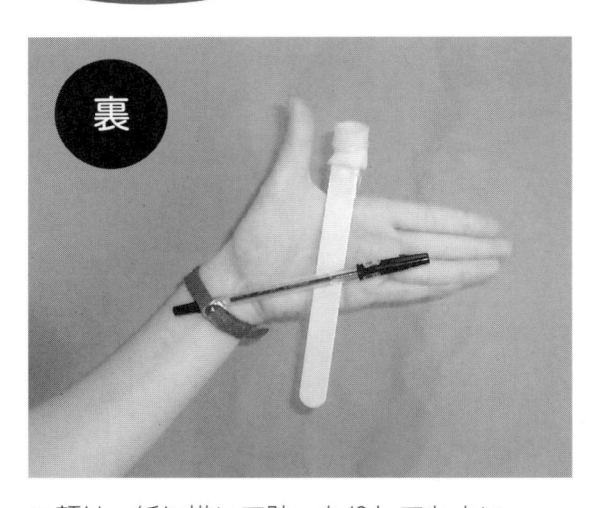

※顔は，紙に描いて貼ったりしてもよい。

27 落ちない不思議なペン
超簡単マジック

4 ナースの今すぐマジック

お手軽度

68ページの「舌圧子マジック」よりもさらに簡単です。持ち歩いているボールペン1本でできます。

やり方

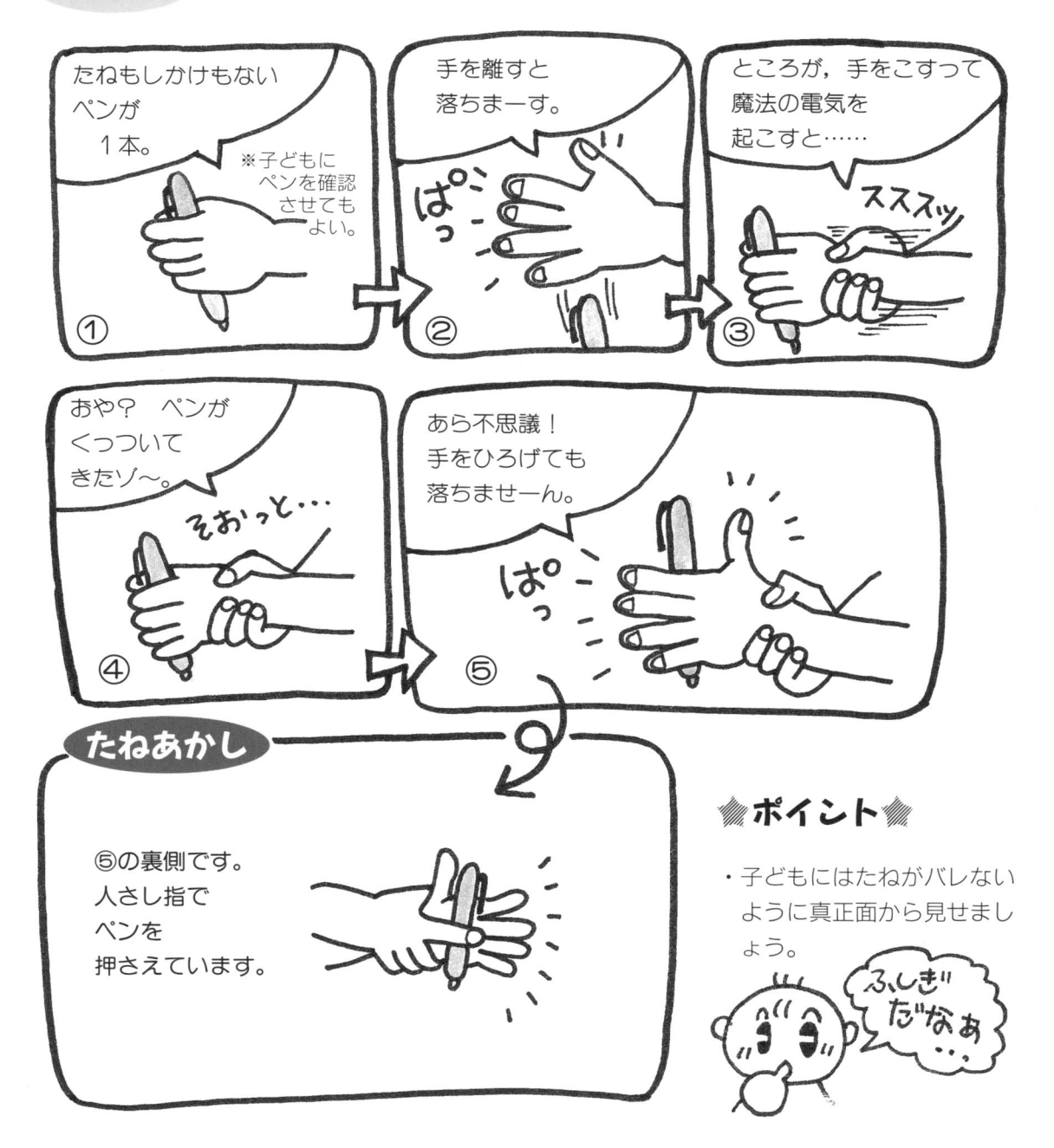

① たねもしかけもないペンが1本。
※子どもにペンを確認させてもよい。

② 手を離すと落ちまーす。
ぱっ

③ ところが、手をこすって魔法の電気を起こすと……
ススッス

④ おや？ ペンがくっついてきたゾ〜。
そおっと…

⑤ あら不思議！ 手をひろげても落ませーん。
ぱっ

たねあかし

⑤の裏側です。人さし指でペンを押さえています。

ポイント

・子どもにはたねがバレないように真正面から見せましょう。

ふしぎだなぁ…

28 親指が切れちゃった！
小さい子に意外にウケます

お手軽度

　誰もが知ってる簡単マジックです。道具が何にもなくてもすぐできます。3歳から小学校低学年くらいまでの子どもにとってはすごく不思議に見えるのです。意外にウケるのでこちらがびっくりするくらいです。オーバーな演技をするとますますウケます。

やり方

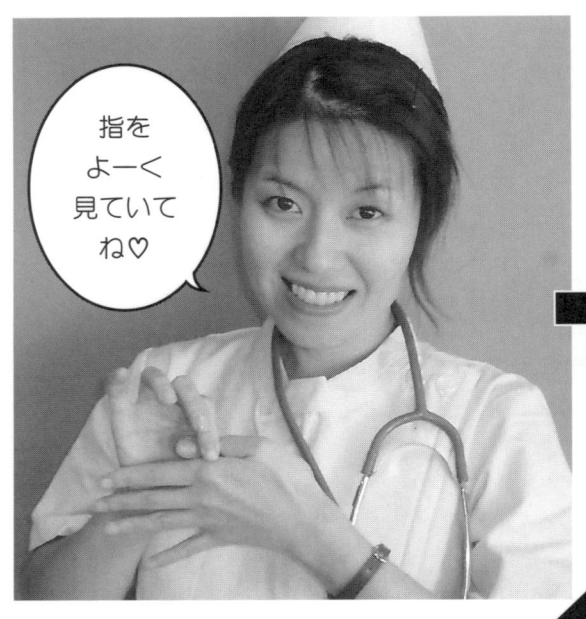

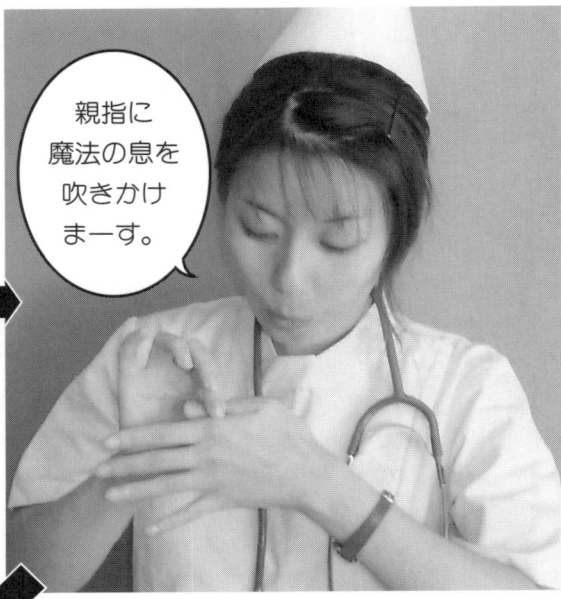

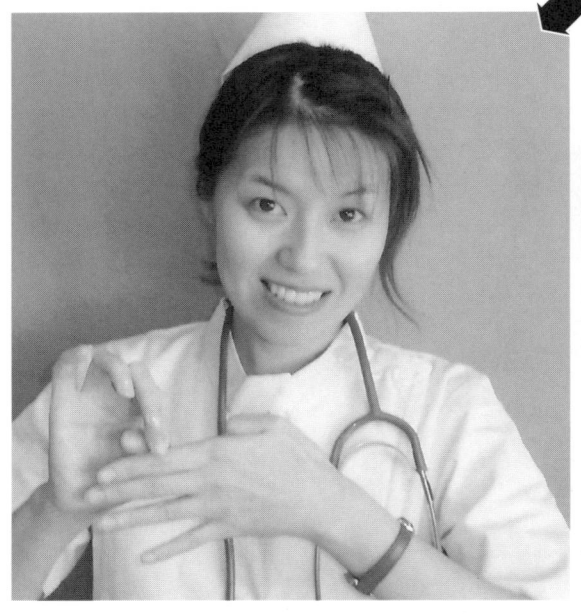

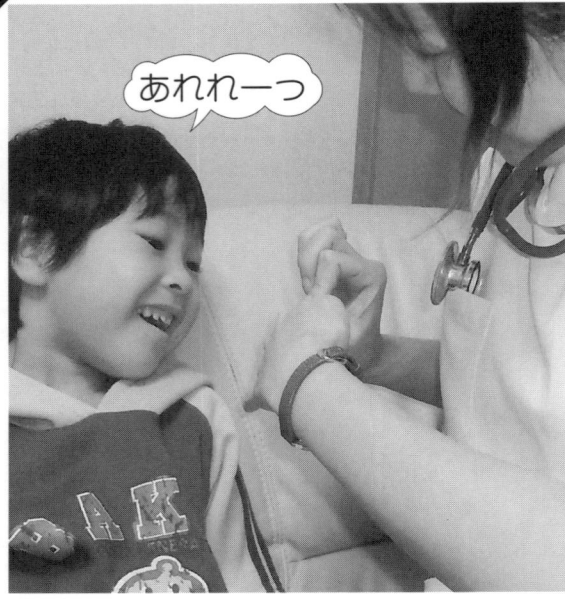

「指をよーく見ていてね♡」

「親指に魔法の息を吹きかけまーす。」

「あれれーっ」

4 ナースの今すぐマジック

たねあかし

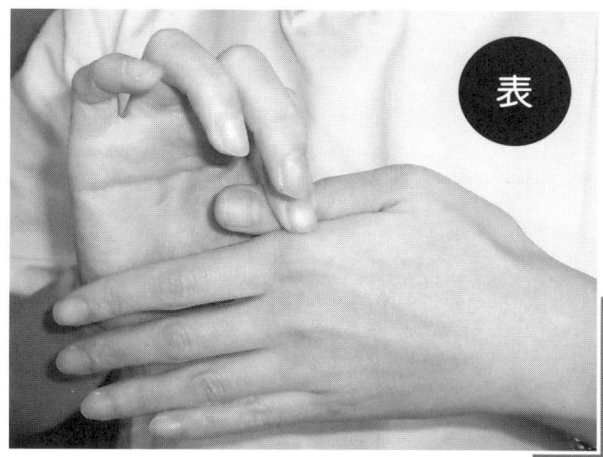

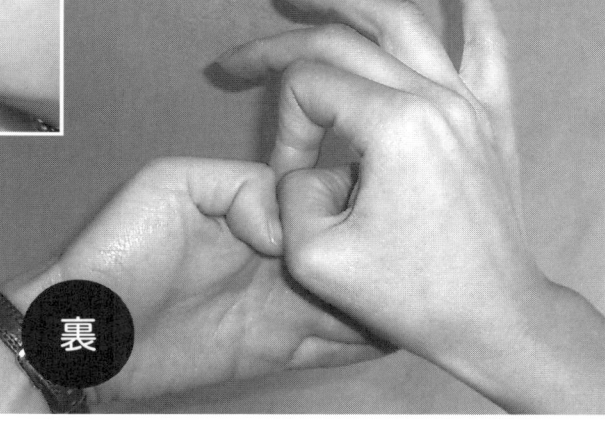

表

裏

Let's 活用！

指を離す時に無理をして引き離すような大げさな動作をすると子どもにウケます。

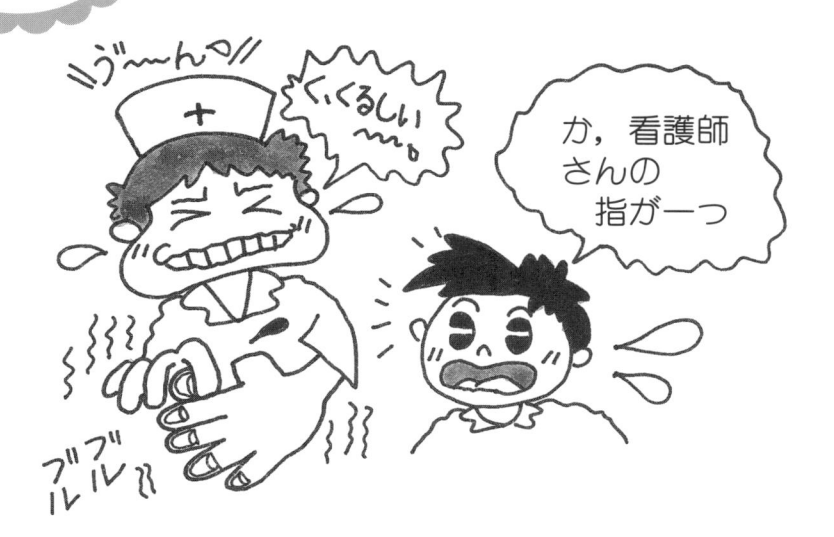

5 ナースの今すぐちょっとのゲーム

29 顔じゃんけん
笑ったら負けですよ

顔の表情と口だけで「グー」「チョキ」「パー」を表して，じゃんけんをします。両手が使えなくてもできますし，臥床したままでもできます。表情がおもしろいので思わず笑ってしまいます。もちろん笑ったら負けですよ。

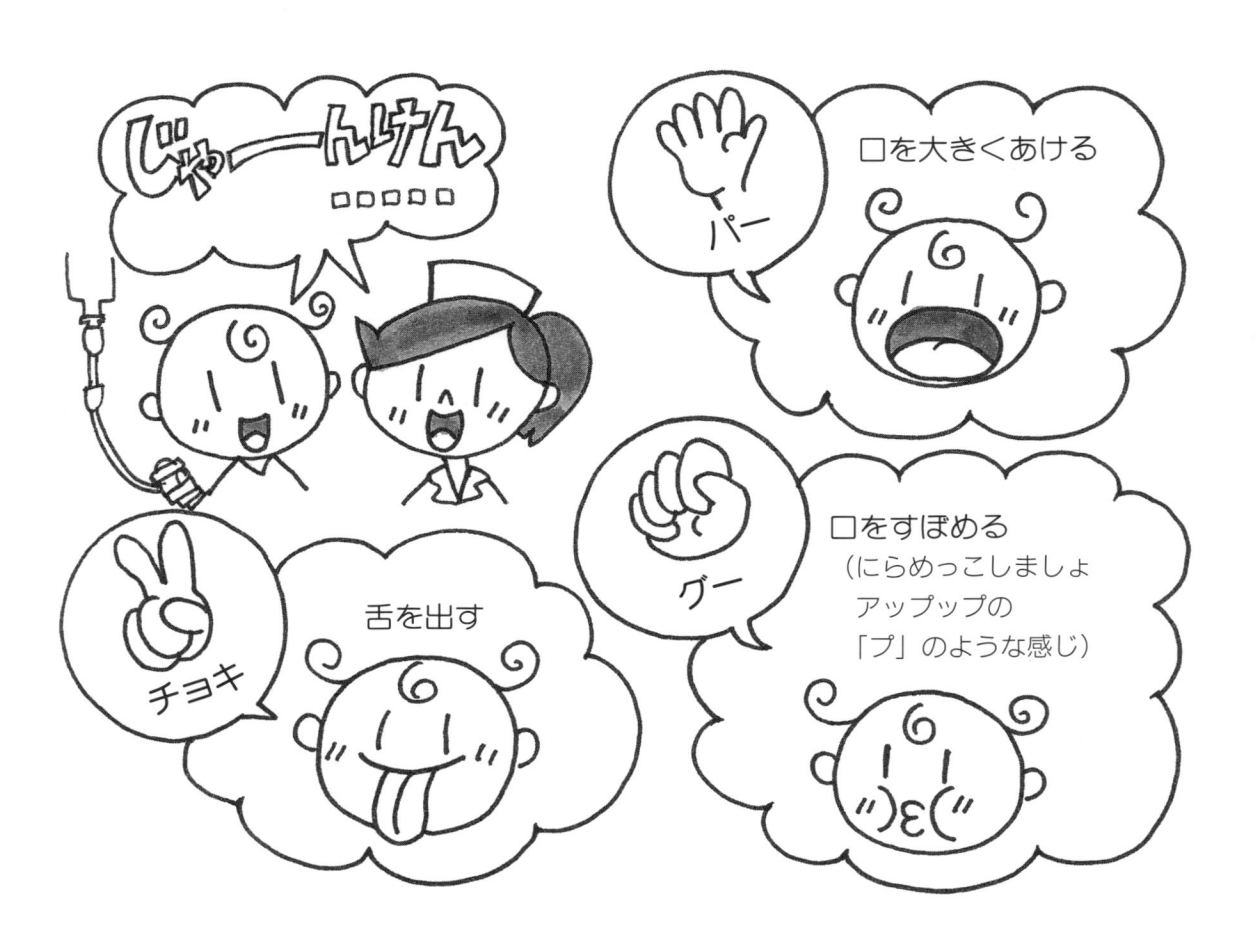

- パー：口を大きくあける
- チョキ：舌を出す
- グー：口をすぼめる（にらめっこしましょアップップの「プ」のような感じ）

◆ポイント◆

・「相手にわかりやすく，はっきりやろうね」と，ナースが最初にお手本を見せてあげてもよいです。「笑ったら負けね」とルールを説明しておくと，口のほかに目などでユニークな表情をつくり，相手を笑わせて勝とうという作戦もできて，大変おもしろいです。

5 ナースの今すぐちょっとのゲーム

㉚ やおやさんにあるもの なんだろな
病院バージョン付き

お手軽度

4歳前後から小学生くらいまでの子どもなら楽しめます。数人でやった方が盛り上がりますが，ナースと子どもと2人だけでもできる言葉ゲームです。

やり方

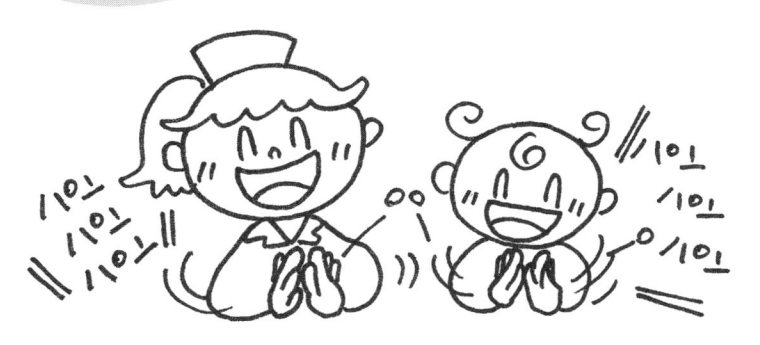

① 手拍子を打ちながら適当な節をつけて「♪やおやさんにあるもの なんだろな」と歌います。

※2人でいっしょに合わせて手拍子。

② 次に同じ手拍子のリズムにのって，パンパンと手を打ち，最初の人がやおやさんにありそうなものの名前を言います。

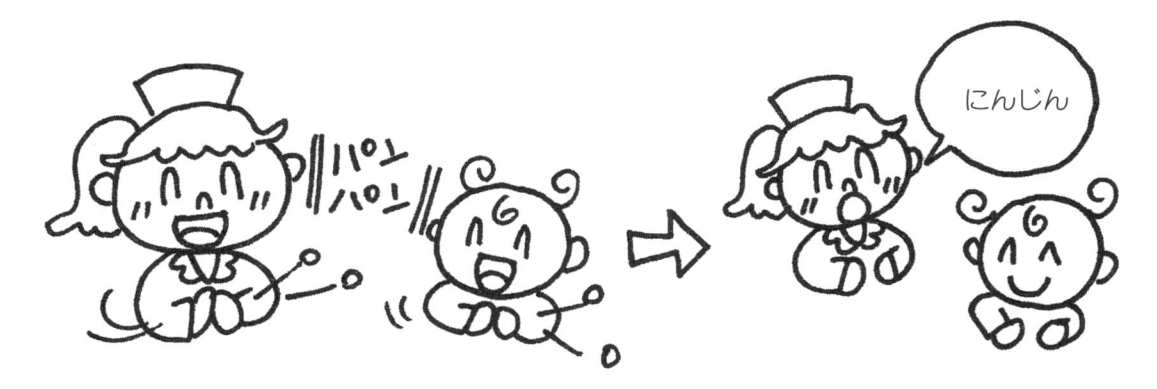

にんじん

③ リズムにのって，また2人でパンパンと手を打ち，次の人がやおやさんにありそうなものの名前を言います。それを順に続けていきます。前にでてきたものの名前を言ったり，やおやさんにないものを言うと負けです。

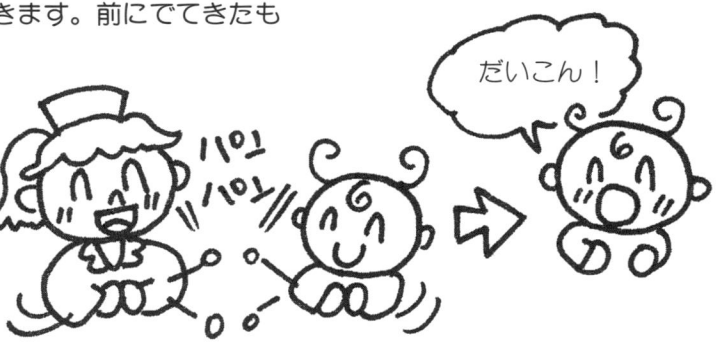

だいこん！

✦ポイント✦

- 小さい子どもであれば、「♪白いもの白いもの なんだろな」「♪とってもおいしいもの なんだろな」というような簡単なお題にしましょう。慣れたら、お題のグループではないものの名前を言った時に（例えば「♪魚屋さんにあるもの なんだろな」というお題の時に「メダカ」と誰かが言った時などに）、手拍子を打ってしまった人が負け、というルールをつくってもおもしろいです。
- 年齢が高い子の場合は手拍子のテンポを早くして、リズムにのれなかった人が負け、というルールをつけ加えましょう。

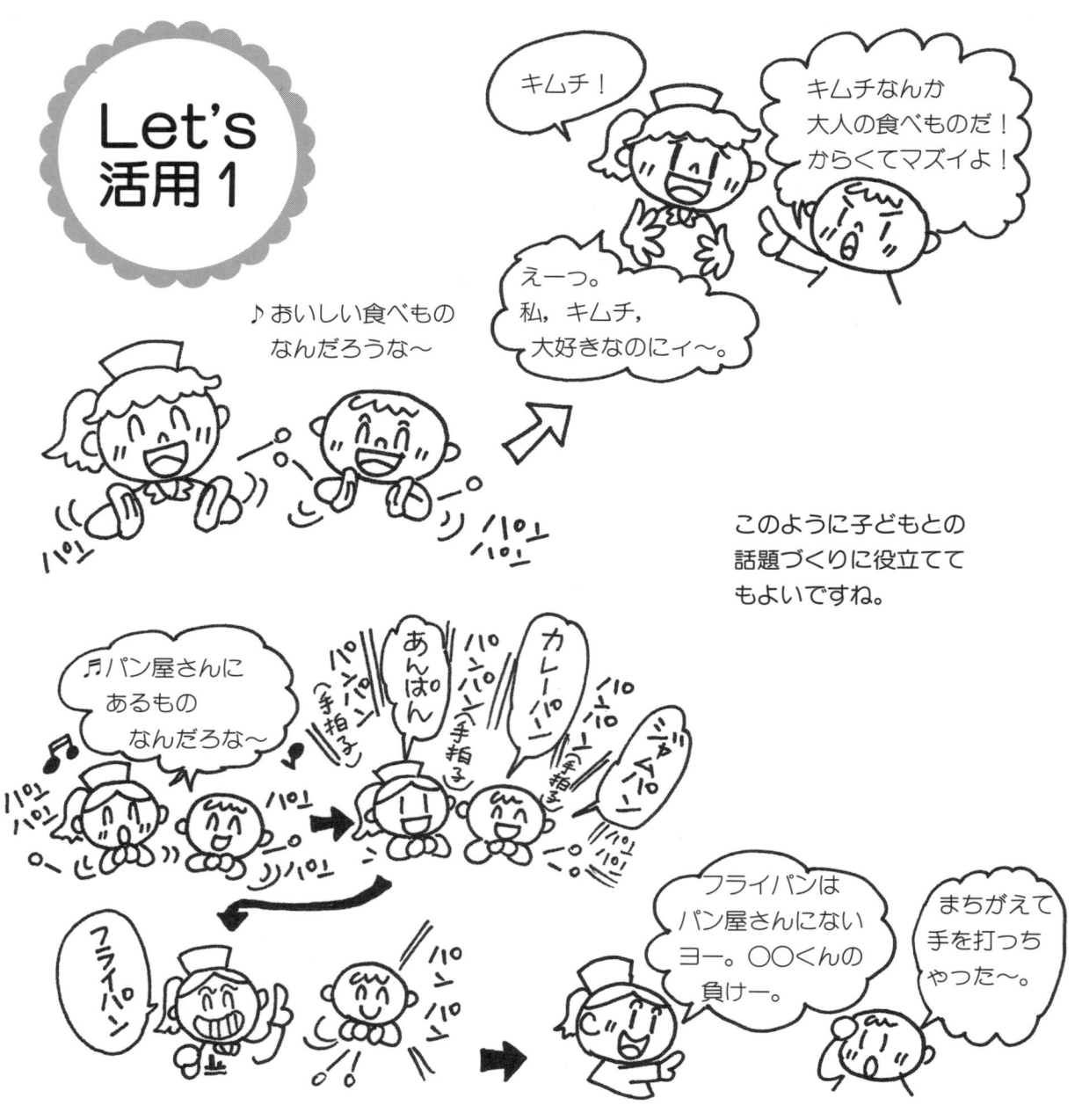

Let's 活用1

♪おいしい食べもの なんだろうな〜

キムチ！

キムチなんか大人の食べものだ！からくてマズイよ！

えーっ。私、キムチ、大好きなのにィ〜。

このように子どもとの話題づくりに役立ててもよいですね。

♫パン屋さんにあるもの なんだろな〜

パンパン（手拍子）あんぱん

パンパン（手拍子）カレーパン

パンパン（手拍子）ジャムパン

フライパン

パンパン

フライパンはパン屋さんにないヨー。○○くんの負けー。

まちがえて手を打っちゃった〜。

5 ナースの今すぐちょっとのゲーム

Let's 活用 2

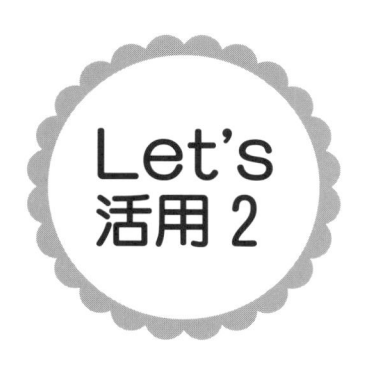

お題は工夫しだいでいろいろ楽しめます

1 『♪病院の売店にあるもの なんだろうな』

→意外な品物の名前がでてくるとそれだけで話題になります。

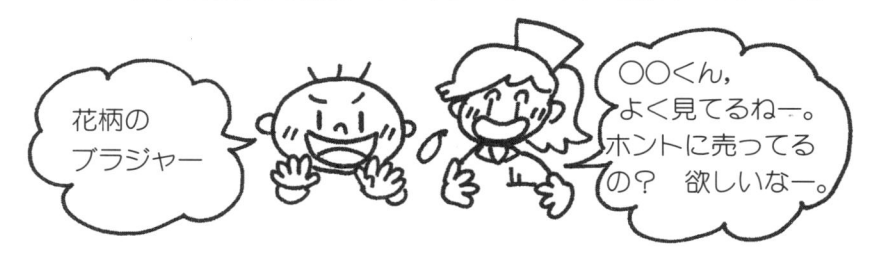

（花柄のブラジャー／〇〇くん，よく見てるねー。ホントに売ってるの？ 欲しいなー。）

2 『♪看護師さんが持ってるもの なんだろな』

→「ボールペン」「腕時計」「聴診器」……などがでてくると思いますが，ナースが「ひよこ」などありえない言葉をわざと言います。子どもが「ウソだー。そんなの持ってないよー」とつっこみを入れた瞬間に，事前にポケットにしこんでおいたひよこの絵が描いてある紙などをだしてあげると，子どもは大変喜びます。

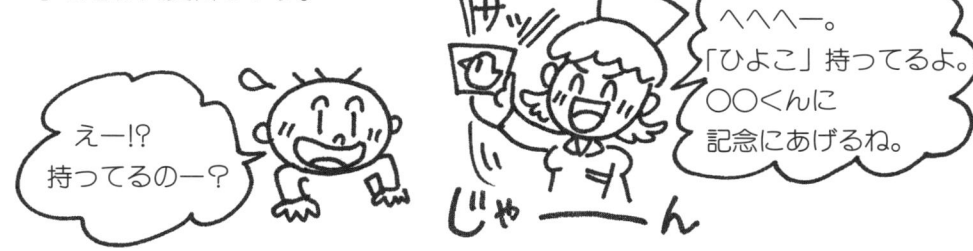

（えー!? 持ってるのー？／へへへー。「ひよこ」持ってるよ。〇〇くんに記念にあげるね。／サッ じゃーーん）

3 『♪食べものの仲間で表の1に入るもの なんだろな』

→糖尿病の子どもたちに食事のとり方を指導する際に利用できます。その時の指導の内容によって「♪ II 群に入るもの なんだろうな」など，応用します。病院によって「表1に入るもの」のことをお家にたとえて，「1のお家に入るもの」と呼んでいるところもあるかもしれません。呼び方は様々でしょうが，それぞれの仕方に合わせて言葉を変えて活用してみてください。

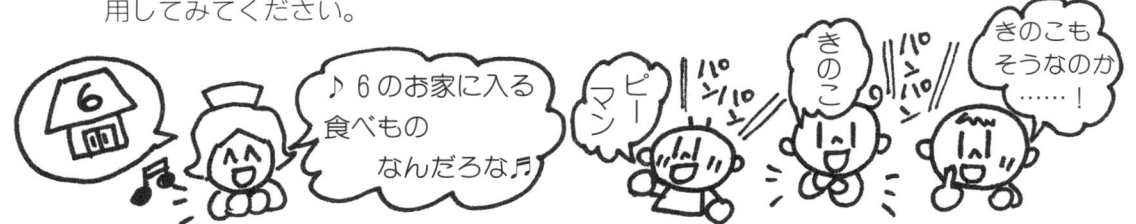

（♪6のお家に入る食べもの なんだろな♬／ピーマン／きのこ／きのこもそうなのか……！）

㉛ 簡単指遊び・手遊び
車椅子の子でもできる4つの遊び

お手軽度

　片手でできるものや車椅子にのっていてもできるものを紹介します。「サンドイッチ」などは，上肢をぴんとのばして高いところから腕を振り下ろしたり，途中で止めるなどすると運動にもなります。（ただし，ROM（関節可動域）などについては，指示を確認してください。）

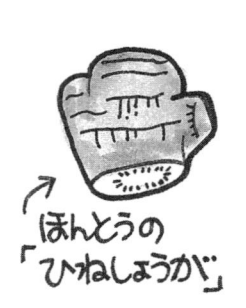

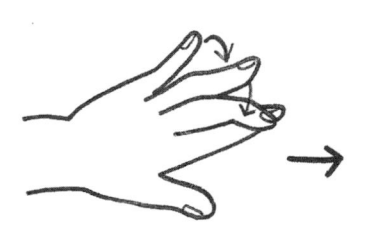

●ひねしょうが

↑ ほんとうの「ひねしょうが」

人さし指の上に中指，中指の上に薬指，薬指の上に小指を順にかけていきます。

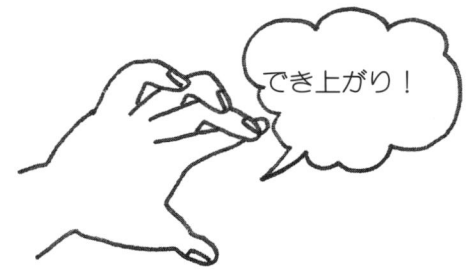

でき上がり！

反対の手で1本ずつかけていくとやりやすいです。

●あくまのお面

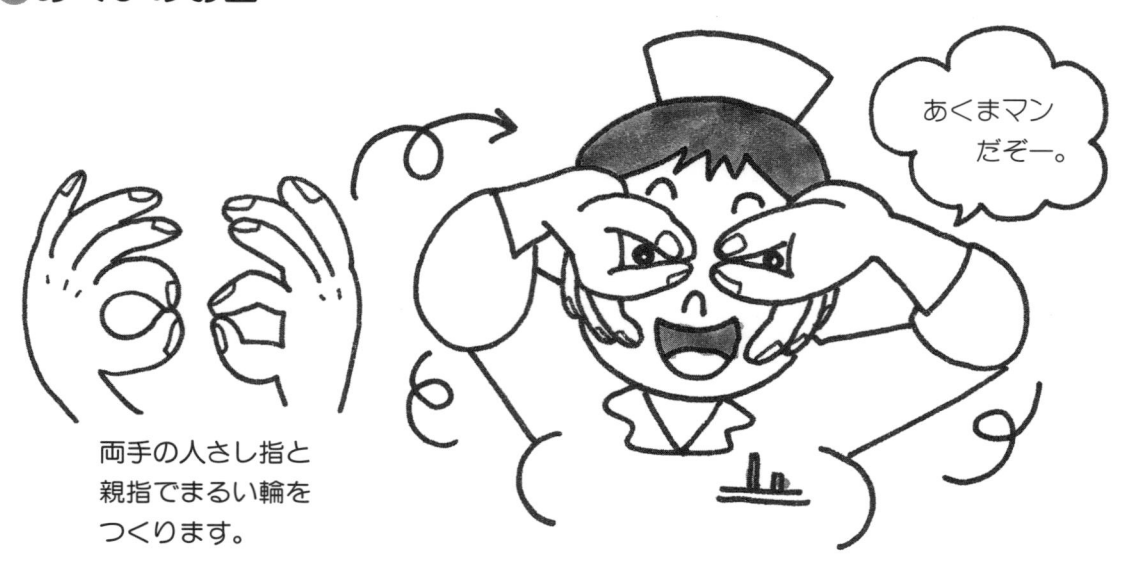

両手の人さし指と親指でまるい輪をつくります。

あくまマンだぞー。

その手をそのままひっくり返して顔にあてて，でき上がり。

5 ナースの今すぐちょっとのゲーム

● サンドイッチ

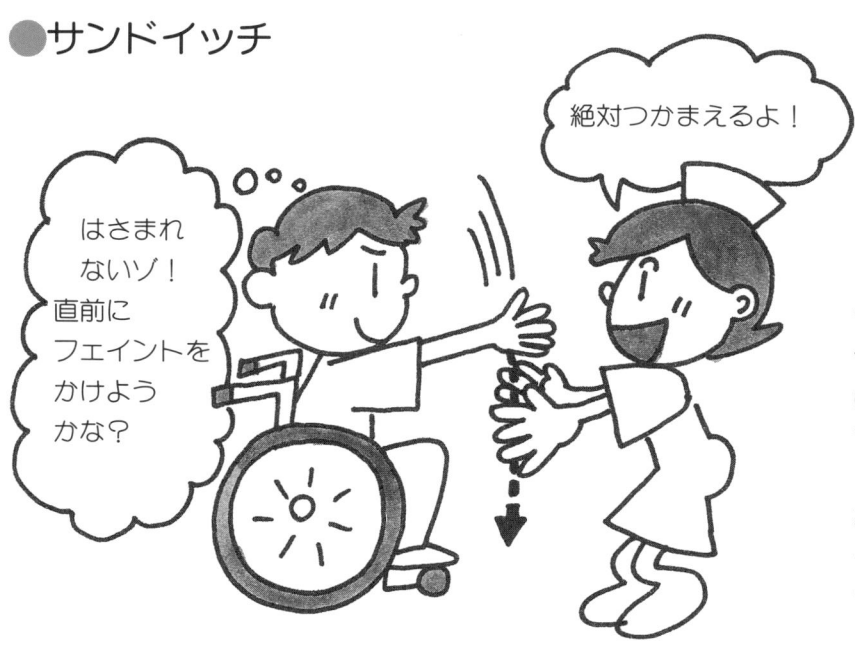

絶対つかまえるよ！

はさまれないゾ！
直前にフェイントをかけようかな？

ナースと子どもが向かい合い，ナースは両手を30cm程あけて前に出します。子どもは片手をのばして，ナースにはさまれないように上からすばやく振り下ろします。はさまれたら負け（交代）です。

● 動かせ　この指！

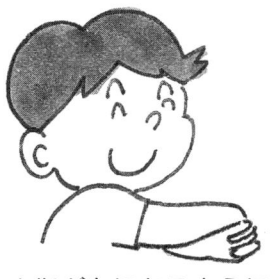

小指が上にきています。

小指が上になるようにして両手を目の前で交差し，指をたがい違いに組みます。

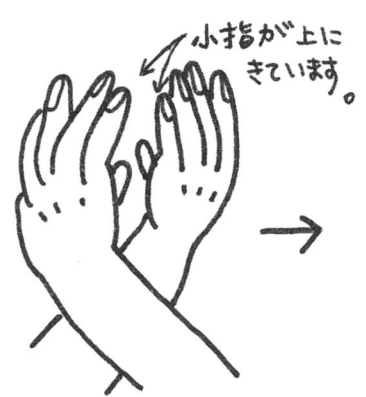

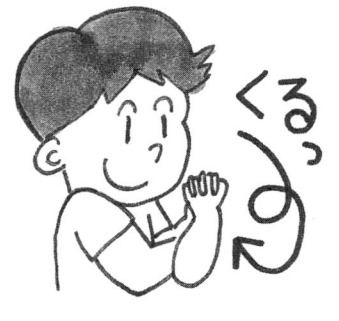

手を組んだまま，手前にひっくり返します。親指が外側に，小指が内側になっています。

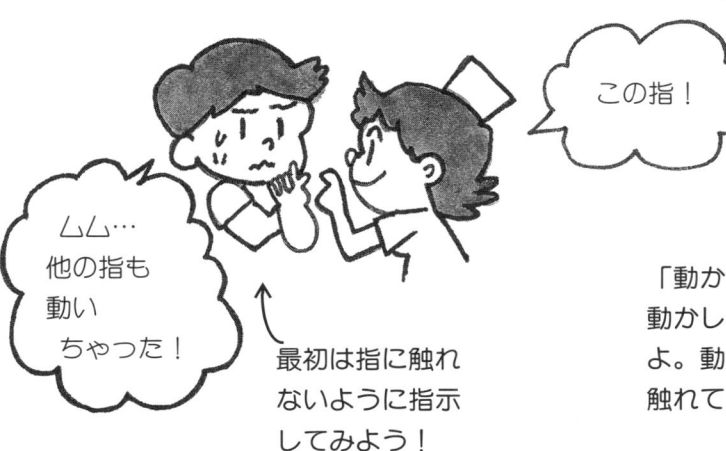

この指！

ムム…他の指も動いちゃった！

最初は指に触れないように指示してみよう！

「動かせ，この指！」と指示した指だけ動かしてもらいます。薬指は難しいですよ。動かすのがうまくできない時は指に触れてあげると簡単にできます。

㉜ げんこつ山のたぬきさん
だっこして おんぶして またあした

遊び方

① ♪げんこつ山の
　たぬきさん

　（両手でげんこつをつくり，上下にトントンとたたく）
　※「げんこつ山の○○ちゃん」というふうに子どもの名前を呼んであげてもよい。

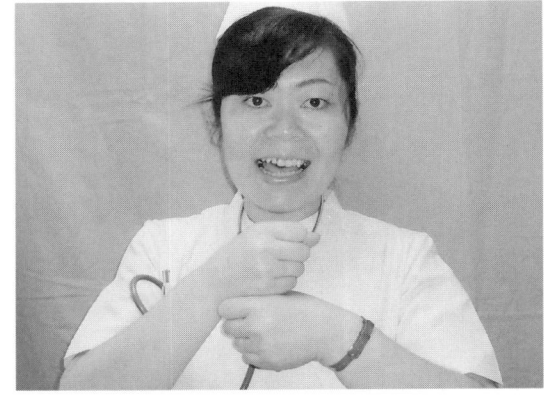

② ♪おっぱいのんで

　（両手を握ったり，ひらいたりして，おっぱいをのむ動作）

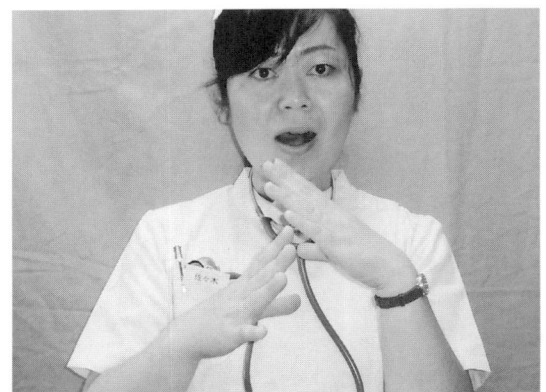

③ ♪ねんねして

　（手のひらを合わせて耳にあてながら右と左，交互に首を傾ける）

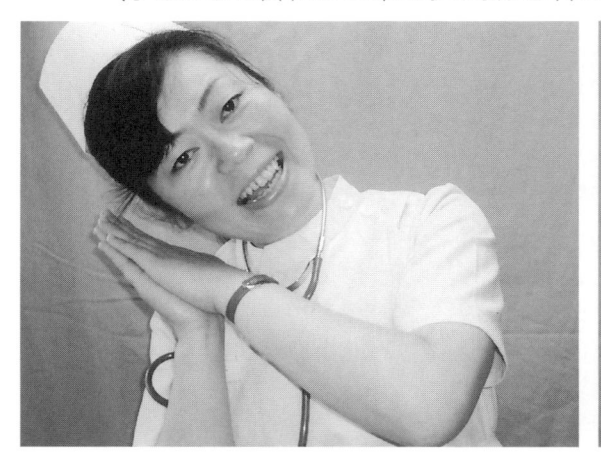

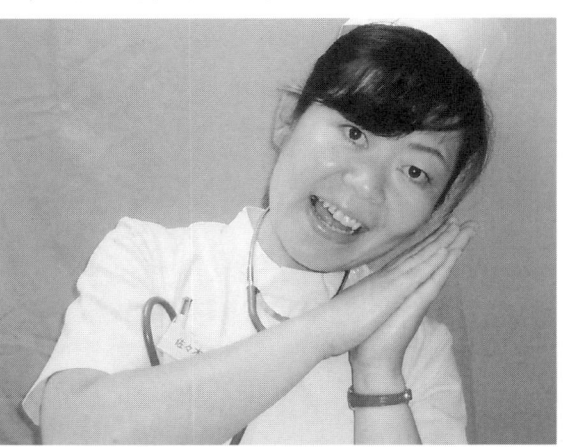

5 ナースの今すぐちょっとのゲーム

④ ♪だっこして

（両手を抱えてだっこの動作）

⑤ ♪おんぶして

（両手を後ろに回して，おんぶの動作）

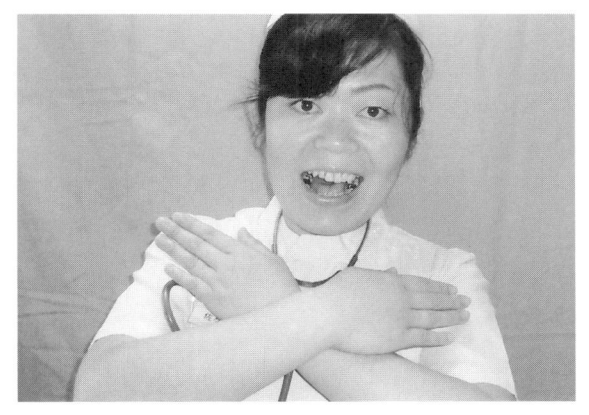

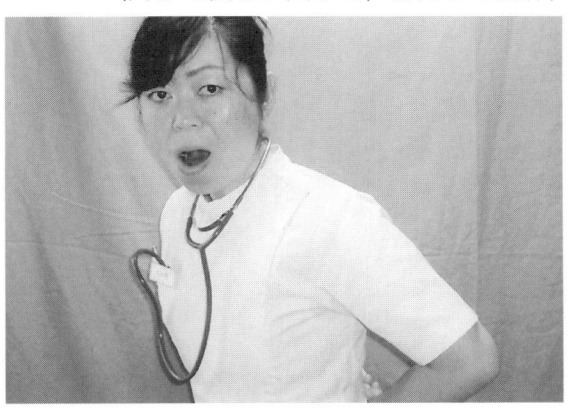

⑥ ♪またあした！

（手をくるくる回し，最後の「た」のところでじゃんけんをする）

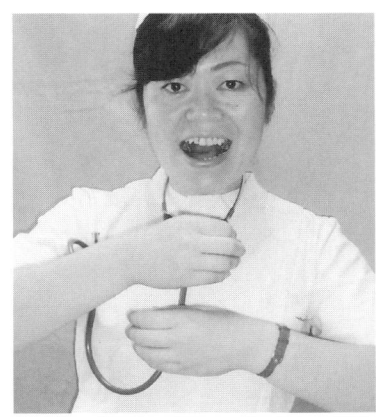

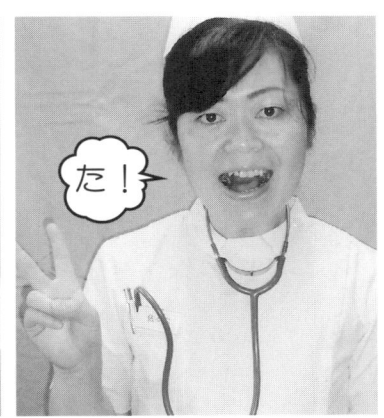

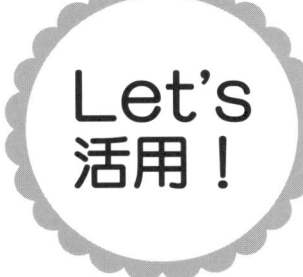

た！

Let's 活用！

1歳半くらいでも，「おっぱいー」「ねんねー」など，ところどころ歌ったり，楽しそうに体を揺らしたりします。

「だっこして，おんぶして」のところでギュッと抱きしめてあげるのもよいでしょう。日勤帯の終わりの時間などには，「またあした」のところで，ナースが「バイバイ」の仕草をしてもよいでしょう。

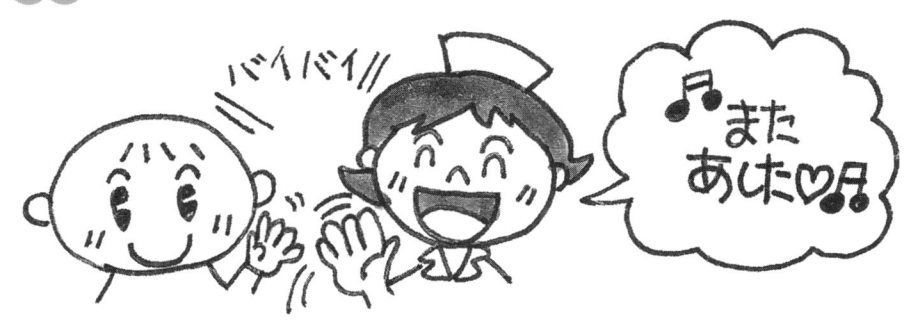

バイバイ

♪また
あした♡♪

㉝ 光遊び
臥床したままでも OK

お手軽度

　光を反射させる手近なものがあれば簡単にできる遊びです。軽くて小さな手鏡でもよいですし，なければ化粧用品についている鏡や，腕時計の文字盤の部分などでもよいでしょう。窓からの太陽の光をうまく反射させて，天井や壁にうつしてみましょう。片手でも臥床したままでもできます。

　1歳半前後の赤ちゃんでも，大人が光を見せてあげると，指をさしたり追いかけようとして喜びます。

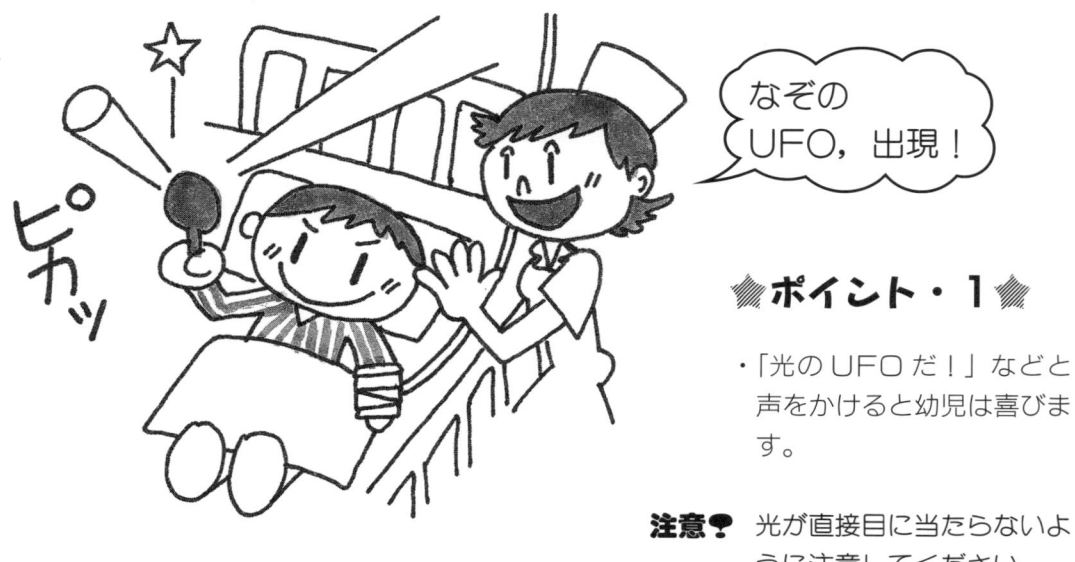

※ポイント・1※

- 「光のUFOだ！」などと声をかけると幼児は喜びます。

注意！ 光が直接目に当たらないように注意してください。

※ポイント・2※

- 小さい子でも光を目で追ったり，指をさしたり，「あれ？」「お!?」などと声を出すなどして喜びます。

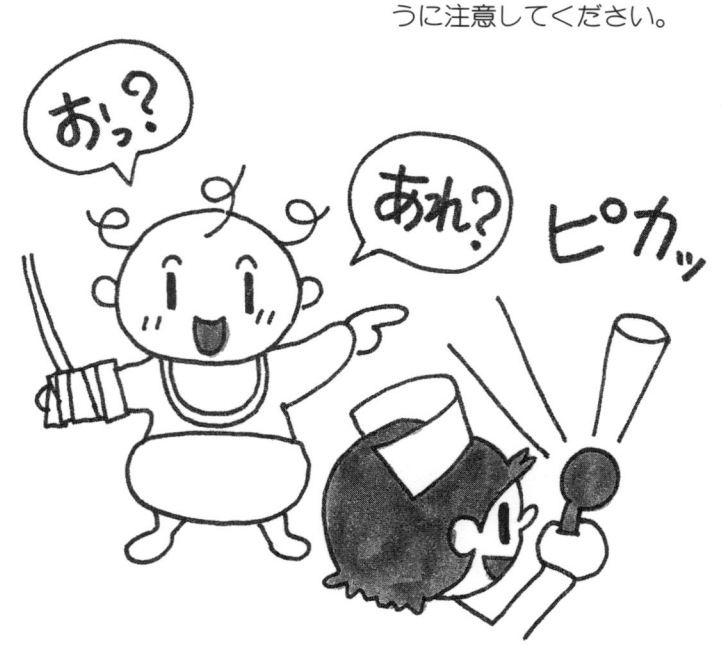

6 子どもが喜ぶナースのおまじない・うらない

34 いたみの おまじない
子どもはやさしい言葉を待っています

お手軽度

おまじないの言葉を唱えることで，不思議と痛みがうすらぐ子がいます。その子が本当に痛いのは心かもしれませんね。優しい看護師さんやお母さんの言葉を待っているのかもしれません。また，自分に触れてほしい，というサインかもしれません。

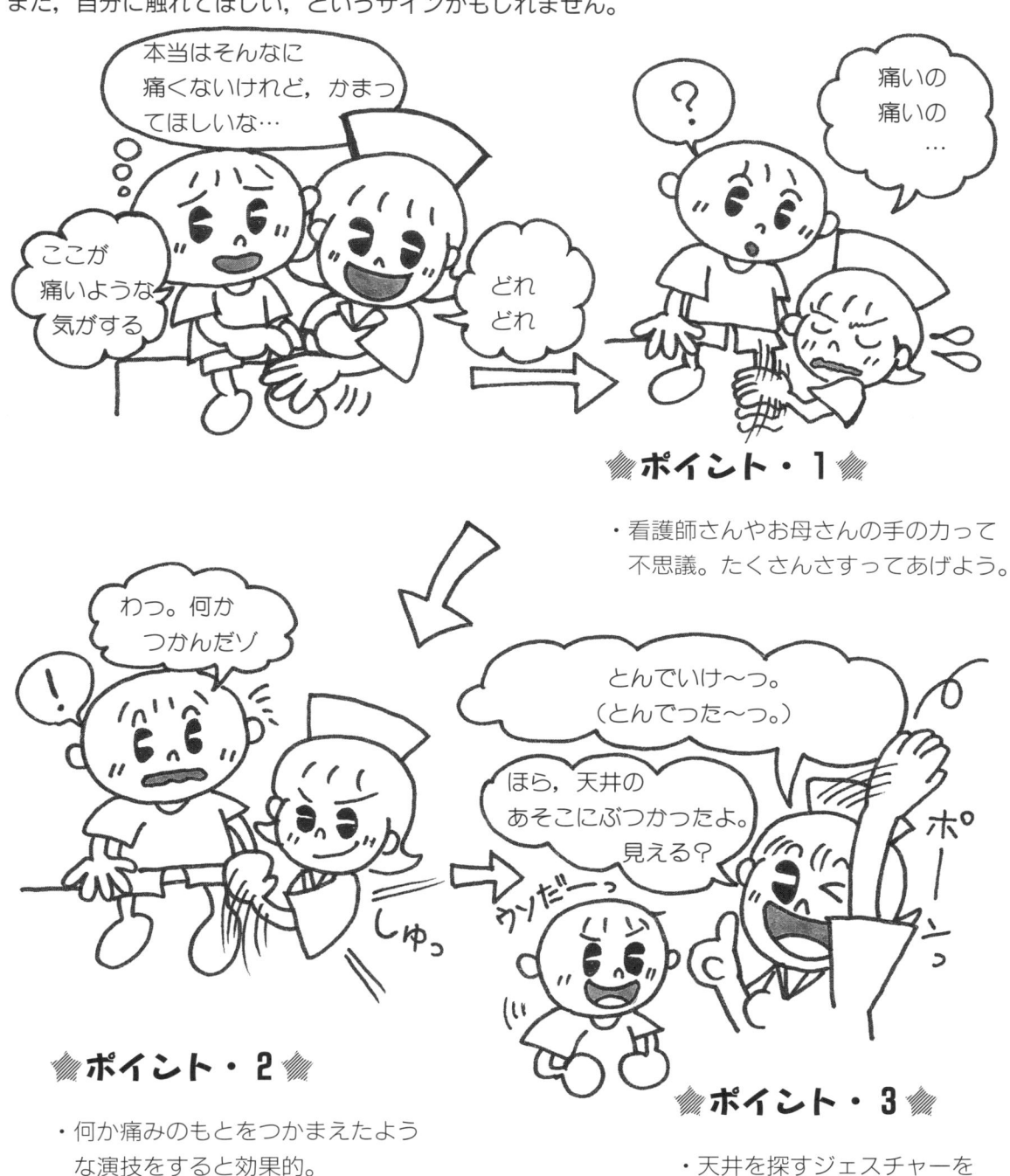

本当はそんなに痛くないけれど，かまってほしいな…

ここが痛いような気がする

どれどれ

？

痛いの痛いの…

★ポイント・1★

・看護師さんやお母さんの手の力って不思議。たくさんさすってあげよう。

わっ。何かつかんだゾ

とんでいけ～っ。（とんでった～っ。）

ほら，天井のあそこにぶつかったよ。見える？

★ポイント・2★

・何か痛みのもとをつかまえたような演技をすると効果的。

★ポイント・3★

・天井を探すジェスチャーをすると子どもは喜びます。

いたみの おまじない part 2

「痛いの 痛いの 看護師（婦）さんに うつ〜れ」と言いながら，下記の①②の動作を交互に繰り返していき，最後に自分（ナース）の手で終わるようにします。

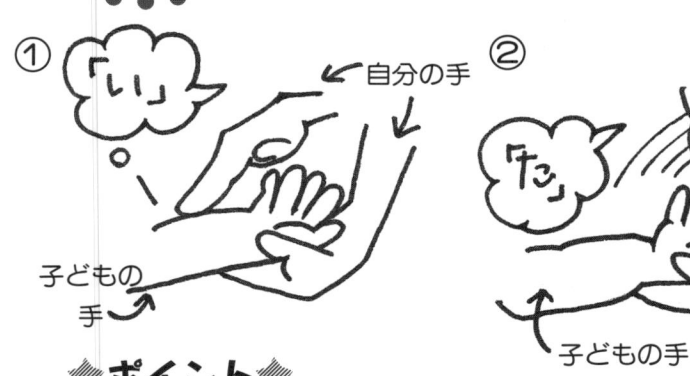

① 「い」 ←自分の手
子どもの手

② ←自分の手
「た」
子どもの手

●アドバイス●

正式名称は「看護師さん」ですが，子どもには「看護婦さん」の方が親しみやすいかもしれません。

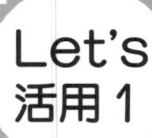

✦ポイント✦

・「いたいの」の「い」は子どもが痛いという部分から始めましょう。最後に「うつ〜れ」のところで自分の手にうつるように調整します。

Let's 活用 1

ほっぺたや口元に指を持っていき，「にがいの にがいの 看護師（婦）さんに うつ〜れ」というバージョンもいいですよ。

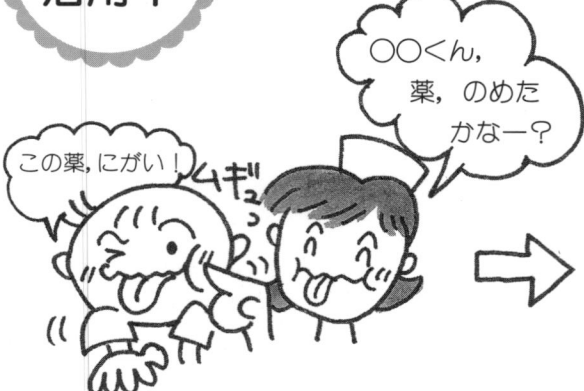

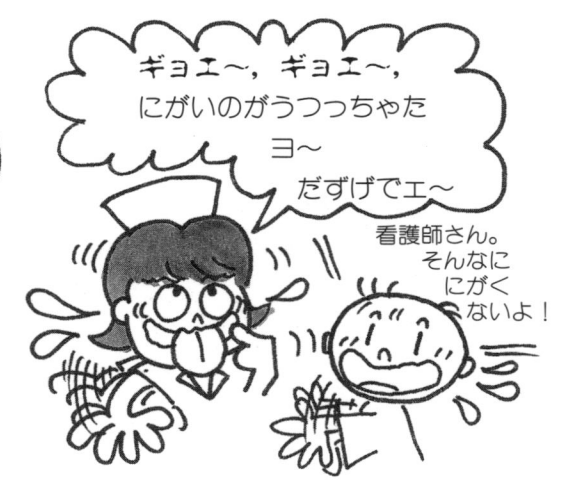

この薬，にがい！
ムギュッ
○○くん，薬，のめたかなー？

→

ギョエ〜，ギョエ〜，にがいのがうつっちゃたヨ〜
だずげでエ〜
看護師さん。そんなに にがくないよ！

✦ポイント✦

・大げさなジェスチャーや表情をすると，子どもはそれだけで喜びます。

●まめ知識●

ネオフィリン末やプレドニゾロン末は一般的に苦い味です。

6 子どもが喜ぶナースのおまじない・うらない

Let's 活用2

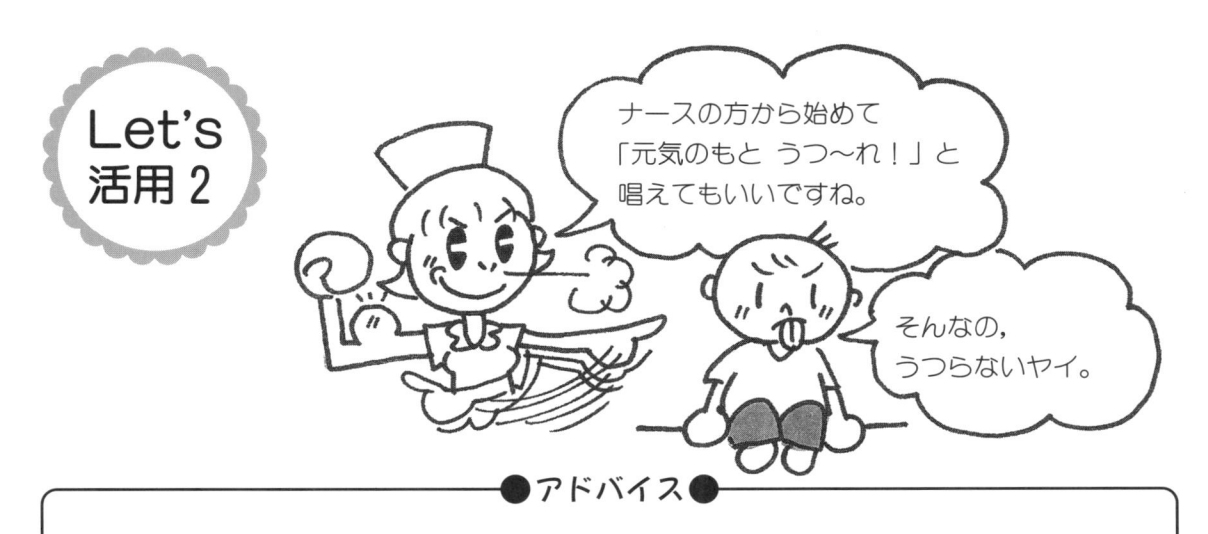

ナースの方から始めて「元気のもと うつ〜れ！」と唱えてもいいですね。

そんなの，うつらないヤイ。

●アドバイス●

「そんなおまじない，フンだっ」……と言って，ナースに悪態をつく子だっているでしょう。面と向かって悪口を言ってくれるその子どもの本心は，実は看護師さんに変なおまじないをかけてもらって，何となく嬉しくてしようがないのです。

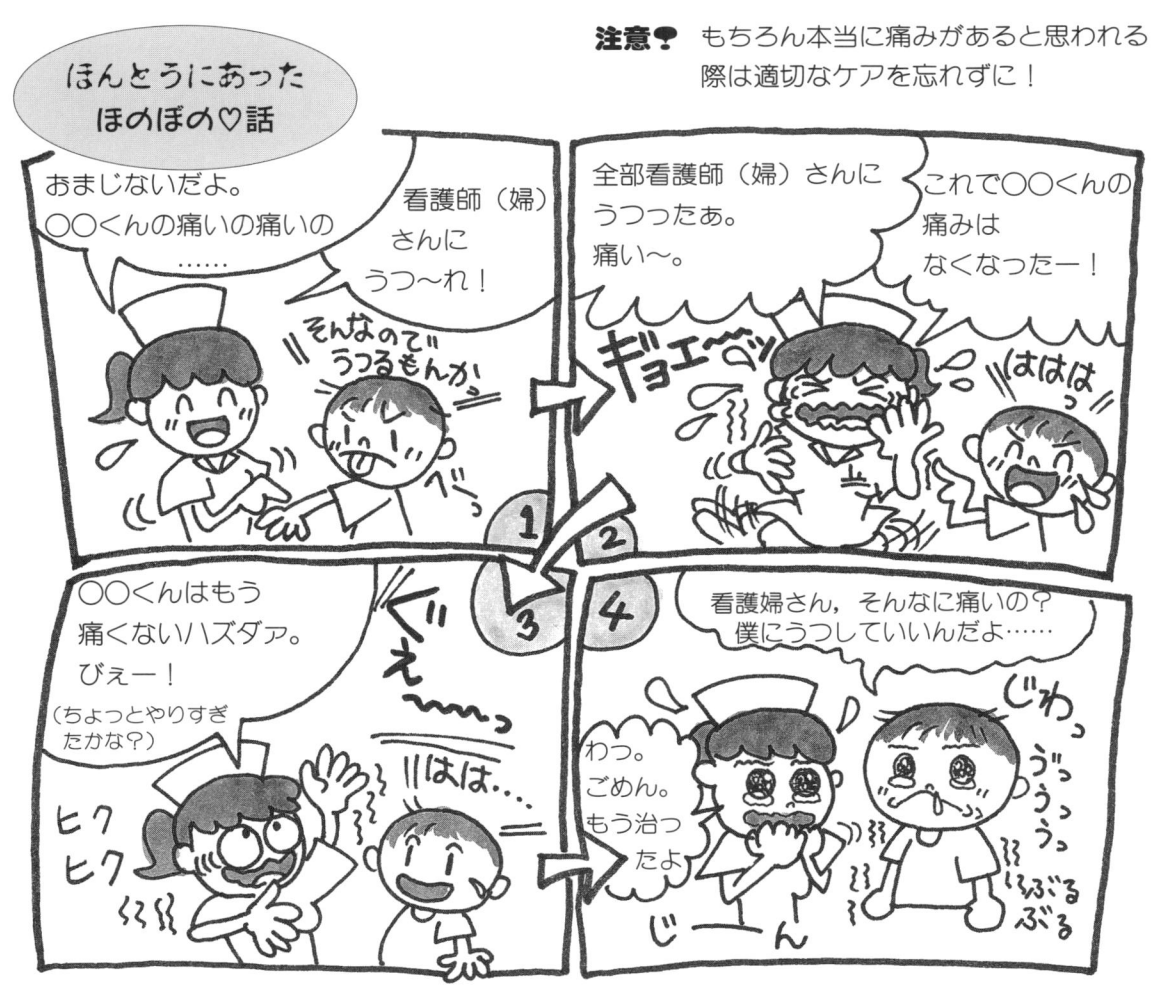

ほんとうにあった ほのぼの♡話

注意！ もちろん本当に痛みがあると思われる際は適切なケアを忘れずに！

1. おまじないだよ。〇〇くんの痛いの痛いの……／看護師（婦）さんにうつ〜れ！／そんなのでうつるもんか

2. 全部看護師（婦）さんにうつったあ。痛い〜。／これで〇〇くんの痛みはなくなったー！／ギョエ〜ッ／ははは

3. 〇〇くんはもう痛くないハズダァ。びぇー！（ちょっとやりすぎたかな？）／ヒクヒク／くぇ〜／はは…

4. 看護婦さん，そんなに痛いの？僕にうつしていいんだよ……／わっ。ごめん。もう治ったよ／じわっ／うぅぅぅ／ぶるぶる／じ〜ん

㉟ おなべふ うらない
小さい子とスキンシップ

お手軽度

　昔からあるうらないなので，小さいころにやってもらった記憶はありませんか？　子どもの腕に指をあてて，うらなってあげましょう。体や心が弱っている時は，大人でも手を握ってくれたり肌に触れてくれると，本当に嬉しいものです。ましてや小さい子どもなら，なおさらです。「うらない」と称して，子どもの小さい手にたくさん触れてあげたいものです。
　また，付き添いのお母さんに教えてあげると，お母さんと子どもでうらない合って楽しく遊んでくれることでしょう。

遊び方

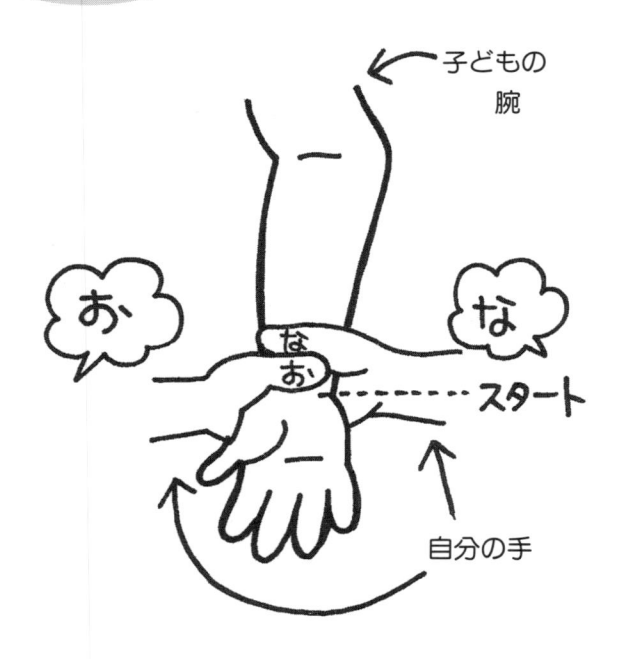

① 子どもの手首に自分の親指をおき，「お」「な」「べ」「ふ」と言いながら，順に子どもの腕を左右の親指で交互に押さえていきます。

② 子どものひじに向かって押さえていき，ひじのところで終わった言葉で，子どもをうらなってあげます。

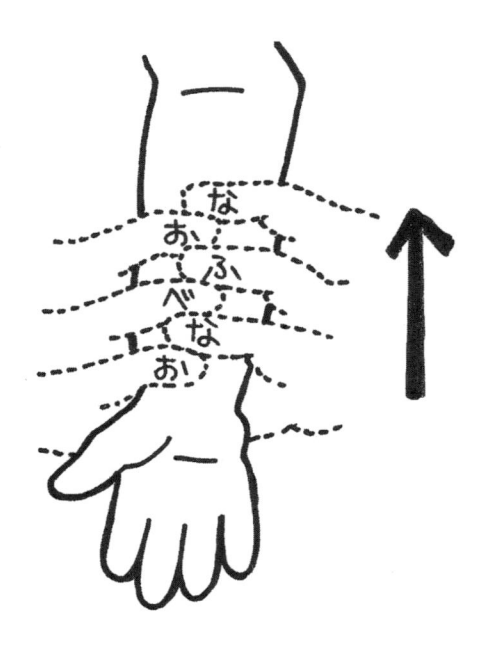

6 子どもが喜ぶナースのおまじない・うらない

③

子どもの腕

「お」で終わったよ！

○○ちゃんは「おりこうさん」ね！

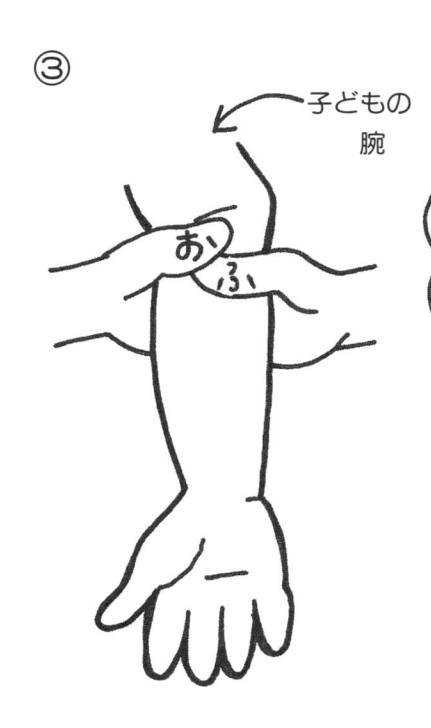

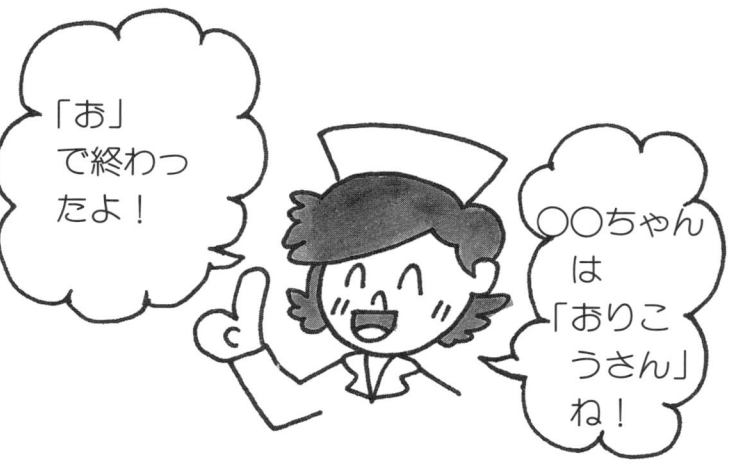

定番「おなべふ」

「お」…おりこうさん，おこりんぼ
「な」…なきむしさん，なまけもの
「べ」…べんきょうやさん
「ふ」…ふざけんぼ

Let's 活用！

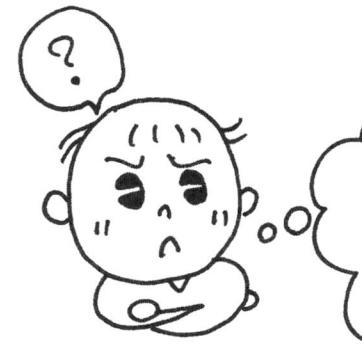

今日の「おなべふ うらない」で「お」が出たけれど，「おしずかに過ごそう」って言われたゾ。何だかだまされているような……!?

※ポイント※

・「おなべふ」の内容は子どもの状態にあわせて変えることもできます。
・慣れると「おなべふ」ではなくて「おにくの」とか「おはげの」など，都合よくつくってもおもしろいでしょう。

<例文バリエーション>

「お」… おもいやりっ子，おしゃれさん，おませさん，
　　　　おしずかに，おかしを食べすぎない，おちゃめさん

「な」… なかよしさん，何でも食べよう，なかなかいいぞ

「べ」… ベリーグッド（very good）

「ふ」… ふつうに過ごそう

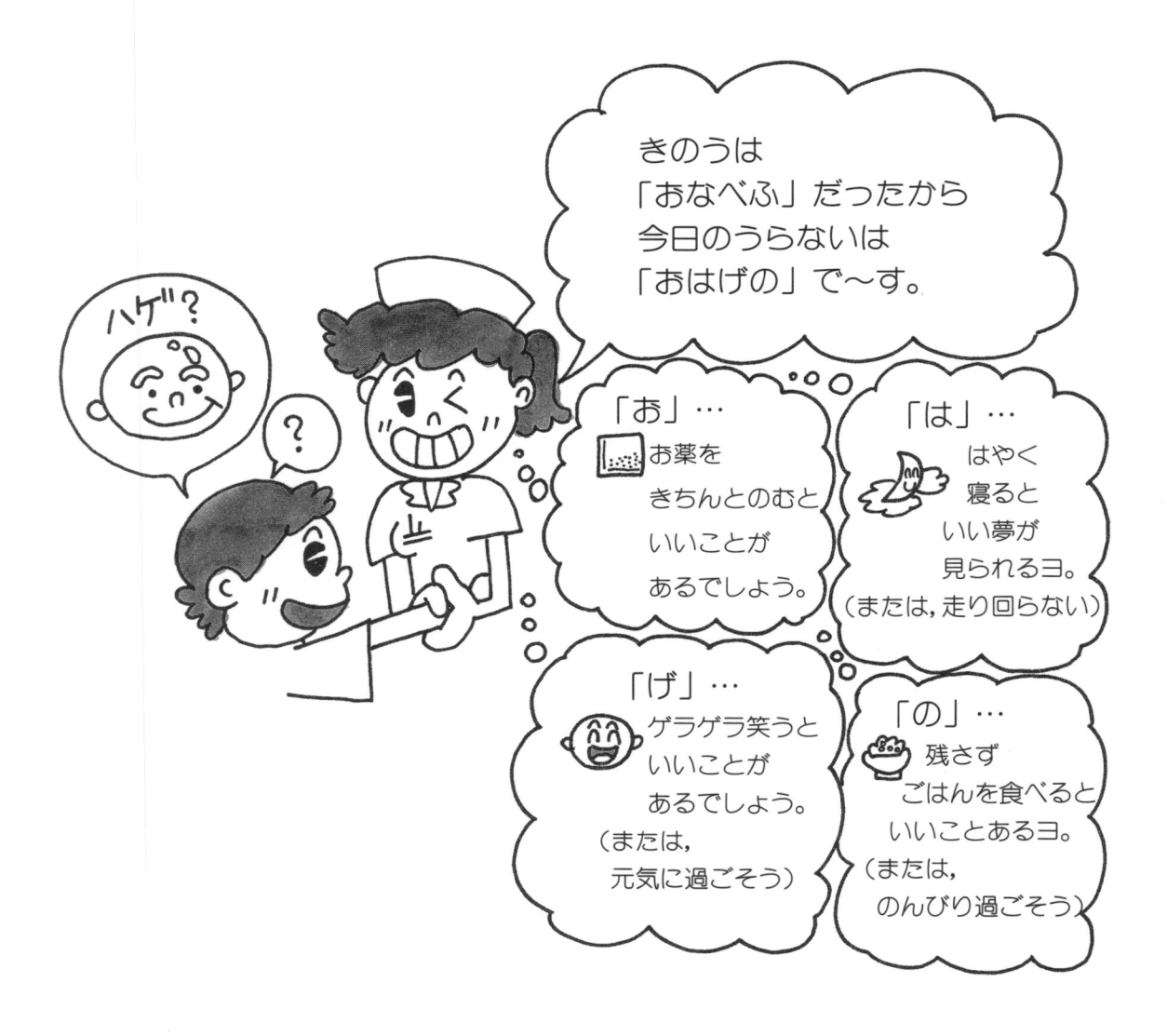

きのうは
「おなべふ」だったから
今日のうらないは
「おはげの」で〜す。

ハゲ？

「お」… お薬をきちんとのむといいことがあるでしょう。

「は」… はやく寝るといい夢が見られるヨ。
（または，走り回らない）

「げ」… ゲラゲラ笑うといいことがあるでしょう。
（または，元気に過ごそう）

「の」… 残さずごはんを食べるといいことあるヨ。
（または，のんびり過ごそう）

7　ナースのとっておきの言葉遊びいろいろ

36　抜糸はバシッと！
ダジャレ，上から読んでも，早口言葉で笑おう

お手軽度

　私の子どもが入院した際，同室に小学生の男の子が入院していました。その子は，母親に「この薬，苦いからいやだ」とぐずっていました。すると，かなり年輩の看護師さんが入ってきて，「薬をのんでクスリと笑おう！」とダジャレを一発言って，ニッコリと笑いました。男の子は「つまんなーい」とふてくされながらクスリをイヤイヤのんでいました。
　私も付き添いで疲れていたせいか，なぜかベタベタのシャレなのに，その子どもよりも私の方が不思議と笑ってしまいました。シャレがウケようがウケまいが，明るい笑顔の看護師さんを見ていると，元気がでました。できればドクターも回診時にシャレの1つでも言ってくれたら，思わず親しみがわいてしまいます……。

ダジャレ，言葉遊びのコツ

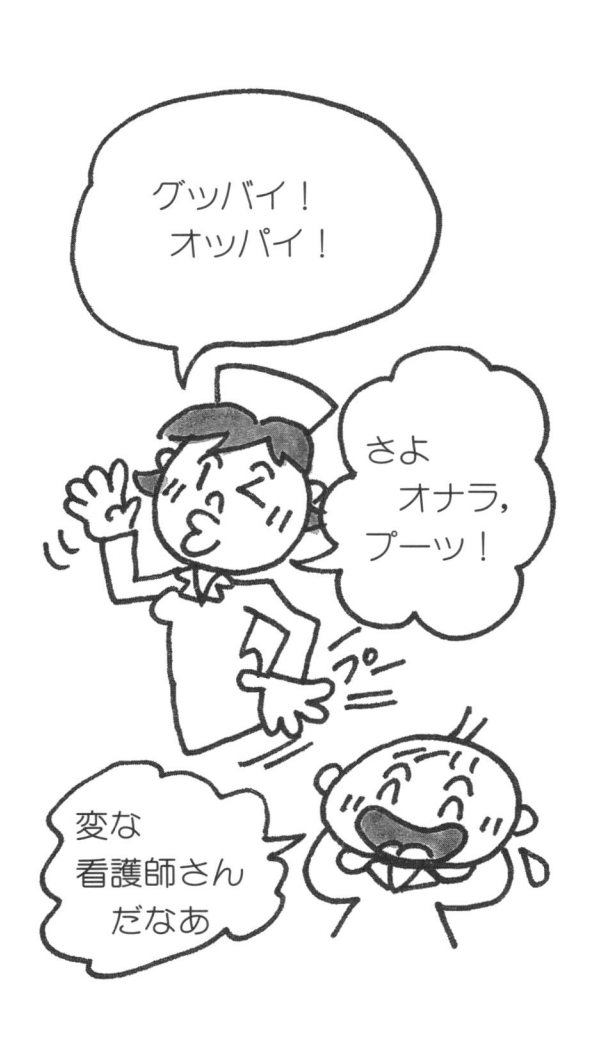

▶ウケは気にせず，明るく言い放つ。

▶くだらないシャレでも，連発するとびっくりしてくれる。

▶ウケなくても最後に「**変なシャレはよしなシャレ**」「**許してくだシャレ**」と連発してしめくくると許される。（……と思う。）

▶小さい子にはシャレは難しいが，「**さよオナラ，プー**（動作つき）」などのベタベタなネタだと喜んでくれる。

▶小さい子は，短い回文（上から読んでも下から読んでも同じ文）や早口言葉の方が喜んでくれることが多い。

（イラスト：「グッバイ！オッパイ！」「さよオナラ，プーッ！」「変な看護師さんだなあ」）

言葉遊び連発！

- 浣腸のやりすぎは，いカンチョー。
- 盲腸はモウチョゥいで治るネー。
- 腸の調子はいいかな？　ああチョウですか。
- 内科に行かナイカ？
- 胃と肝臓がイカンゾウ。
- 針で刺すのはやめチクリ〜！
- 看護師さんは英語でナースって言うの。だから困った時はナースけて〜（助けて〜）って言ってネ。
- ベッドを運ベット。
- 身長をシンチョウ（慎重）に測りますよー。
- 視力検査は，おもシリョクないね。
- 測定がおソクテー（遅くて）ゴメンネ。
- 内臓がナイゾウ。
- 肺は調子いい？「ハイ！」
- トイレ，行っトイレ！
- 検査は水曜にできまスィヨウ。
- 退院は金曜にでキンヨウ。
- 腕を組んで行こウデ。

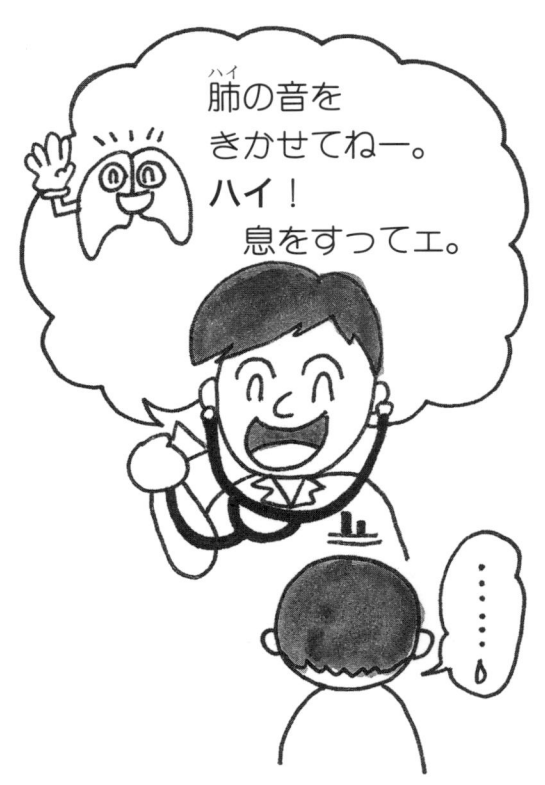

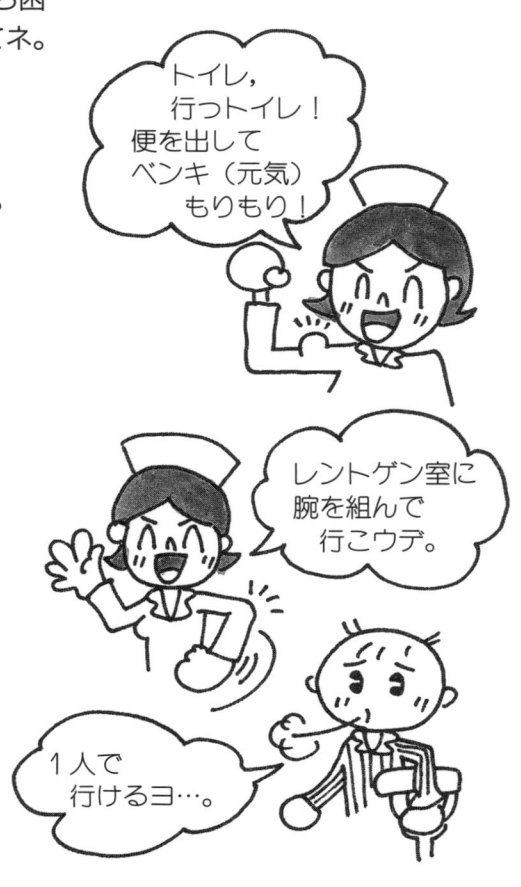

肺の音をきかせてねー。ハイ！息をすってエ。

トイレ，行っトイレ！便を出してベンキ（元気）もりもり！

レントゲン室に腕を組んで行こウデ。

1人で行けるヨ…。

7 ナースのとっておきの言葉遊びいろいろ

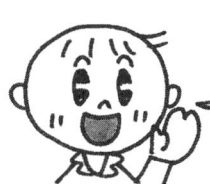

> 看護師さーん。絆創膏1つくださーい。

> おっと，合点承知之助！お茶の子さいさい，かっぱの屁！

- ありがとう，ありが十，ありが十匹。
- 何か用か，九日，十日。
- 言い訳してもイイワケ？
- 起きてクレヨン……
- そんなバナナ！
- 栄養はええよう。
- ランチの時間は嬉しくてたまランチ。
- メンマ食べてゴメンマさい。
- ご飯残したらゴハンなさい，お百姓さんにコメンなさい。
- 今日のおかずには佃煮が付くダニ。
- あったかい物，あったかーい？
- レバーも食べレバー？
- 鶏肉はとりにくいね。
- このカレーは辛ェーっ！
- シューマイ，おしゅまい♡
- 醤油ないって？ しょうゆう（そういう）こと言うな！
- マーボー豆腐，マーボーしましょ（まあ，どうしましょ）。
- 朝は納豆食って，なっとくぅー（納得）。

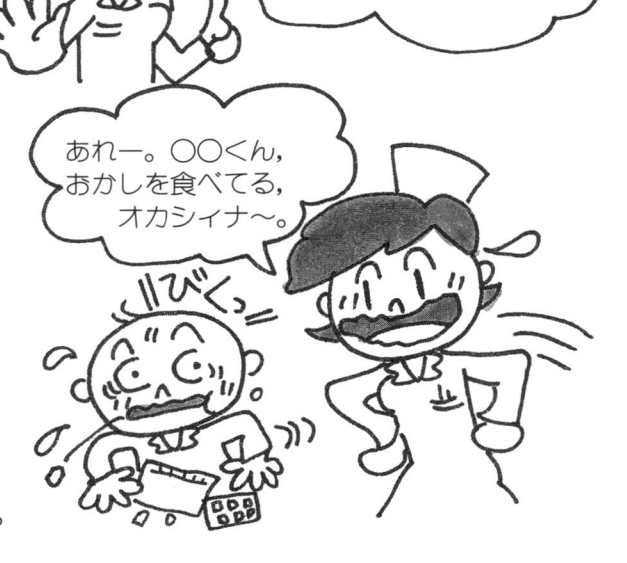

> あれー。○○くん，おかしを食べてる，オカシィナ～。

> ぶどう，ひとつぶどう？

> 牛の笑いはウッシッシ。

> サイの口はクサイ！

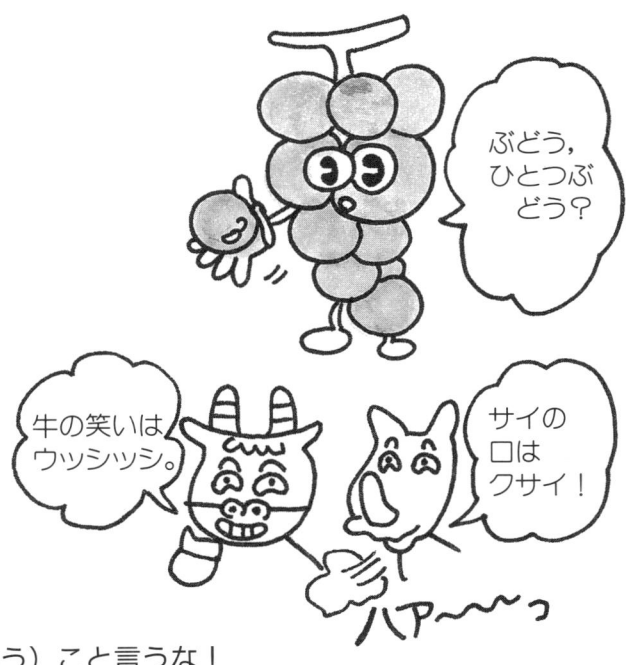

89

上から読んでも下から読んでも同じだ！

- 内科でかいな。
- いかした歯科医。
- あやしい，医者ァ！
- よい先生よ。
- よい子は来いよ。
- ズキリ，切り傷。
- 痛がりあり，ありがたい。
- カルテ，捨てるか。
- よく効くよ！
- 目薬すぐ目。
- また，あの頭。
- バリウム売り場。
- 平気？　大きい屁。
- ケツ見え，見つけ！

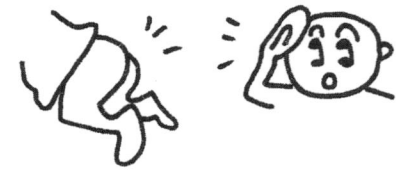

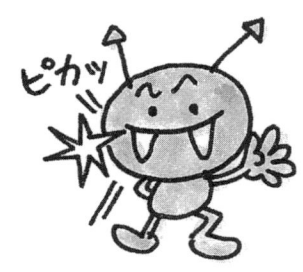

言えるかな？早口言葉

- 便秘の電気ウナギ，点滴して元気。
- 上海（シャンハイ）のお医者さん，サンシャインビルで写真撮影。
- ばい菌の牙，金歯。細菌の牙，銀歯。
- 赤パジャマ，黄パジャマ，茶パジャマ，○○くんのパジャマ。(○○くんのところに子どもの名前を入れてあげよう)。
- 主治医は駐車場で手術中。
- 食中毒で小腸手術中。
- 生麦生米生卵。
- おまえの前髪，前下げ髪。

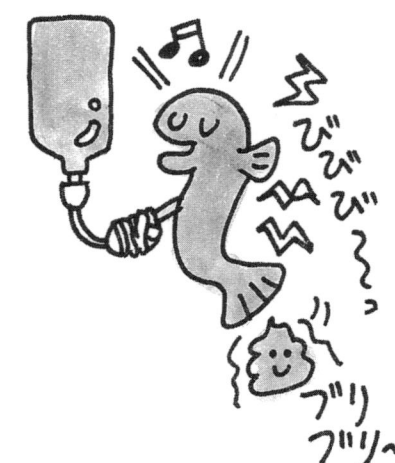

8 眠れない子のためのナースの技 BEST 4

37 歌ってあげたい子守歌
さみしくて眠れない子に

お手軽度

　暗くて静かな夜の病室。ふと心細くなったり，さみしくなって眠れない時に，お母さんや看護師さんが子守歌を歌ってくれたら，何だか安らぐような気持ちになってくれるかもしれません。おなかを優しくトントンしながら歌ってあげてください。
　赤ちゃんにはもちろん，小学生くらいの子どもにも優しく歌ってあげるとよいでしょう。小さいころに歌ってもらった子守歌は，その子の心にずっと残っていくことと思います。付き添いの保護者がいる時は，その人に歌詞などを教えてあげてもよいでしょう。時代の流れで，若い母親の中には意外と子守歌を知らない人もいます。

<ねんねんころりよ>（わらべうた）

♪ねんねんころりよ　おころりよ
　ぼうやの（○○ちゃんの）お守は
　どこへいた※
　あの山越えて里へいた
　里の土産に何もろた※
　でんでん太鼓　笙（しょう）の笛

※いた＝行った
　もろた＝もらった，という意味

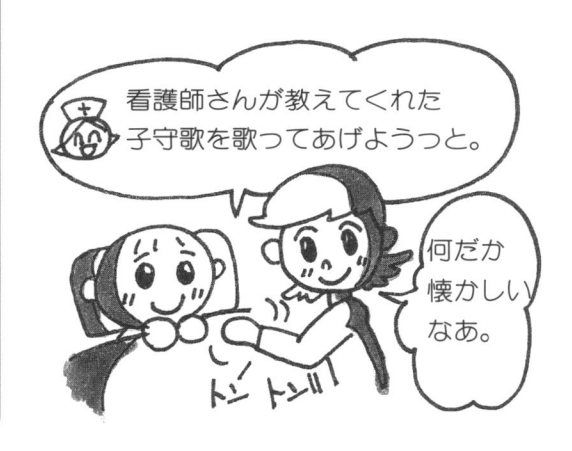

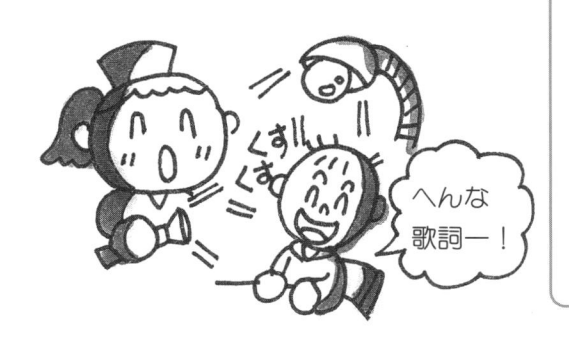

（看護師さんが教えてくれた子守歌を歌ってあげようっと。）
（何だか懐かしいなあ。）

<ちょっと替え歌で言葉遊び>

♪ねんねんころりよ　おころりよ
　ぼうやは　よいこだ　ねんねしな
※（竹の子　数の子　豆のこさん
　　ハトの子　屁っこき　豆食って　ぷう）

※この部分は子守歌にのせてマジメな顔をして歌ってもよいし，適当なリズムをつけて歌ってもよいです。ウケますよ。

（へんな歌詞ー！）

㊳ 影絵でひととき
見回り用の懐中電灯が役立ちます

　消灯後に懐中電灯を持って暗い中見回りに行くと，時々眠れない子がいますね。目をあけてベッドの中でじーっとしている子の気持ちもよくわかります。入院している子どもたちは昼間安静を保たなければならないことが多いので，普通の子のように外で思いきり遊べません。疲れて夜ぐっすり眠る，ということの方が難しいかもしれませんね。また，大人のように催眠薬をすぐに服薬することもできないことが多いですよね。消灯後から寝つくまでの数時間が，子どもにとってはとても長くてさみしいひとときなのかもしれません。

　何か言いたげな表情で見回りのナースを待っている子もいるでしょう。夜勤帯ももちろん忙しいけれど，ライトを使ってちょっと子どものさみしさをまぎらわせてあげてはいかがでしょうか。

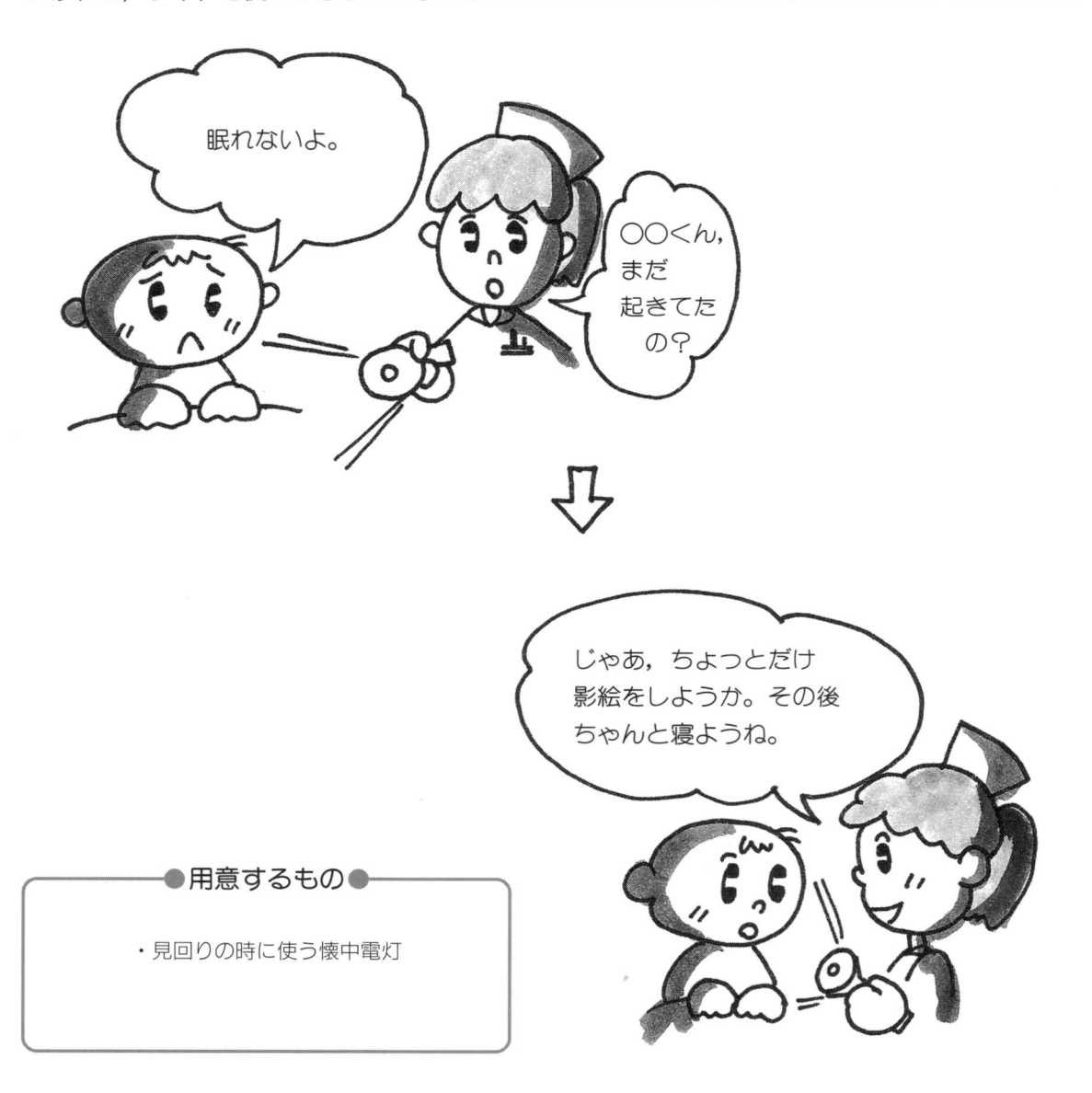

- 眠れないよ。
- ○○くん，まだ起きてたの？
- じゃあ，ちょっとだけ影絵をしようか。その後ちゃんと寝ようね。

●用意するもの●

・見回りの時に使う懐中電灯

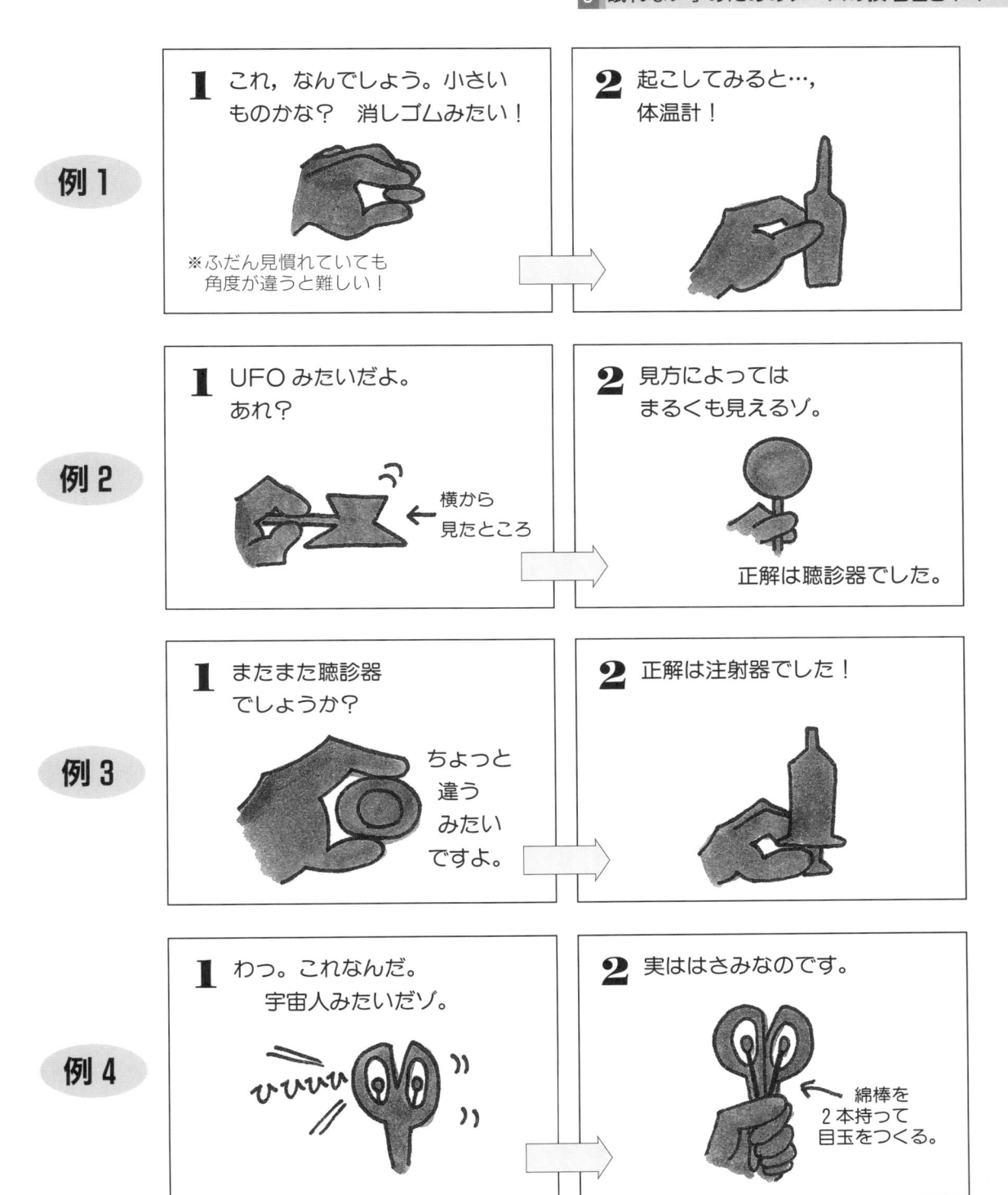

8 眠れない子のためのナースの技 BEST4

例1
1. これ，なんでしょう。小さいものかな？ 消しゴムみたい！
   ※ふだん見慣れていても角度が違うと難しい！
2. 起こしてみると…，体温計！

例2
1. UFOみたいだよ。あれ？ ←横から見たところ
2. 見方によってはまるくも見えるゾ。
   正解は聴診器でした。

例3
1. またまた聴診器でしょうか？ ちょっと違うみたいですよ。
2. 正解は注射器でした！

例4
1. わっ。これなんだ。宇宙人みたいだゾ。
2. 実ははさみなのです。 ←綿棒を2本持って目玉をつくる。

❀ポイント❀

・最初はわかりにくい角度で見せて，少しずつ角度を変えてヒントを出していくとよいです。上記の聴診器 UFO（例2）と，はさみ宇宙人（例4）を組み合わせてセリフを，ひとことふこと話しても喜んでくれますよ。

影絵クイズのやり方

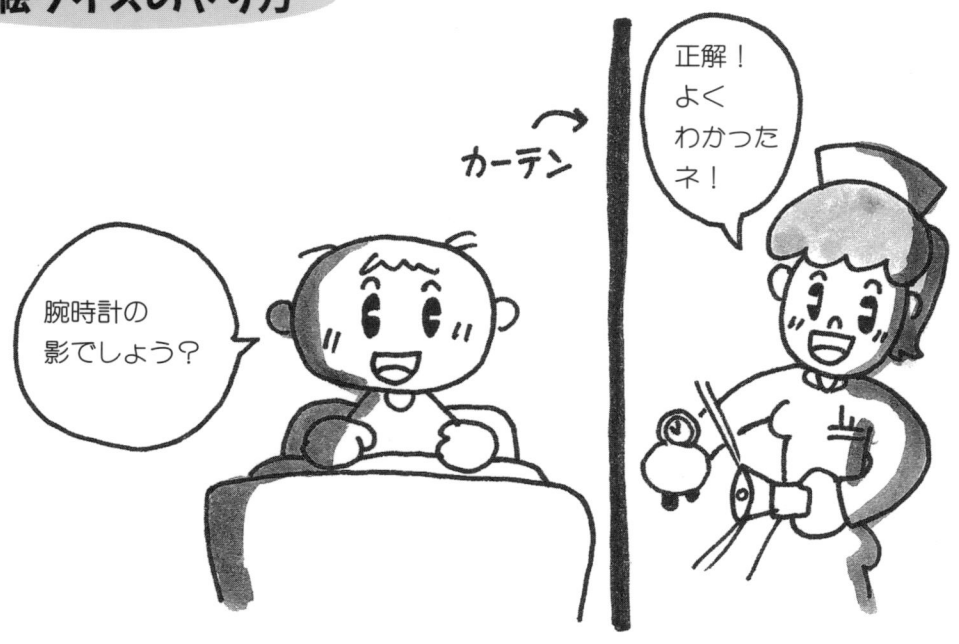

「腕時計の影でしょう？」

「カーテン」

「正解！よくわかったネ！」

❀ポイント❀

・隣のベッドが空いていれば，懐中電灯を隣のベッドの上に置いてもよいです。また，隣のベッドランプを光源として使ってもよいでしょう。他，サイドテーブルの上に懐中電灯を置くこともできますね。そうすると，両手を使った影絵ができます。

注意❢
くれぐれも同室の方の迷惑にならにように気をつけましょう。

コツ

▶カーテンの質にもよりますが，ナースが見ている影と，子どもが見ている影は，左右が反対になっていますが，ボケ具合はほぼ同じです。

▶ものを光源（ライト）から遠ざけたり近づけたりしてみましょう。ものによっては上から見たり横から見たりするとまったく別の形に見えるので，それをヒントにしてクイズを出してあげましょう。

▶最初は看護師さんが持っていそうな簡単なもので慣れさせて，最後に看護師さんがふだん持っていないようなものを見せると，子どもはびっくりしますよ。

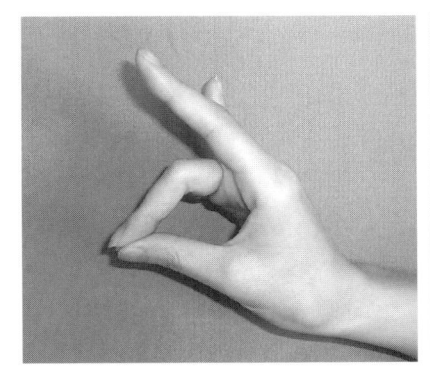

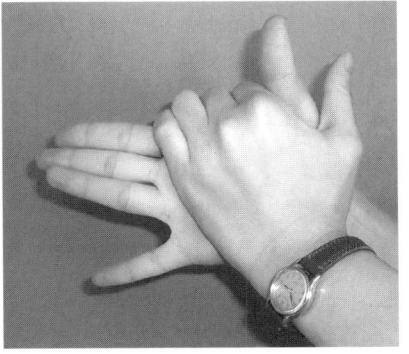

8 眠れない子のためのナースの技 BEST 4

指影絵

きつね

オオカミ

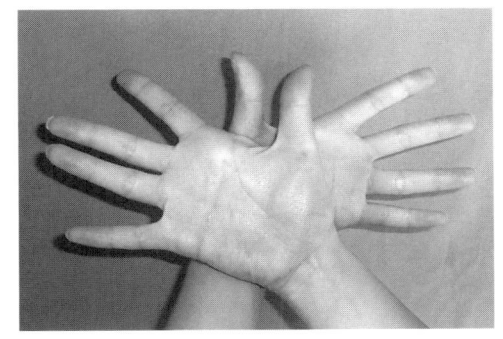

カニ

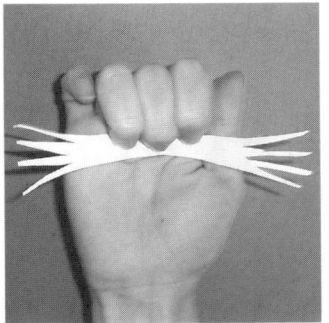

ねこ1
※ヒゲは適当な紙を切ってつくります。

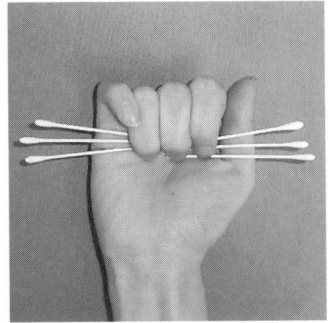

ねこ2
※綿棒やつまようじを持ってヒゲにしてもよいでしょう。

アドバイス

子どもにとってはクイズそのものよりも，夜さみしい時にナースに声をかけてもらうこと自体が，何よりも嬉しいのです。同室の方に迷惑がかかりそうであれば，カーテンの中でナースと子ども同士，いろいろ影をつくりながら少しお話をするだけでもよいでしょう。

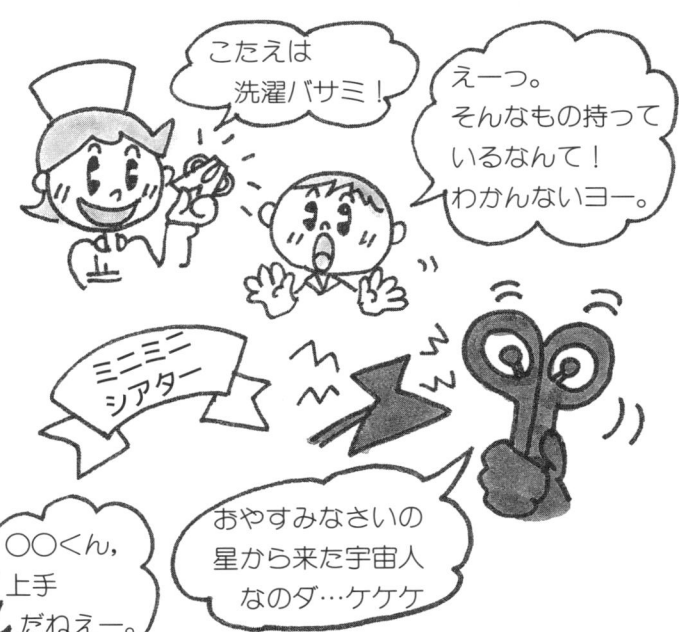

こたえは洗濯バサミ！

えーっ。そんなもの持っているなんて！わかんないヨー。

ミニミニシアター

おやすみなさいの星から来た宇宙人なのダ…ケケケ

見て見てー

ライト

○○くん，上手だねえー。

39 寝るの祈るね
おやすみ前の回文とダジャレ

お手軽度

　上から読んでも下から読んでも同じ文を回文と言いますが，小さい子どもでも簡単な短い回文なら喜んでくれます。なかなか眠れない子どもに，「夜，寝るよ」と声をかけて，「これって上から読んでも下から読んでも『よる ねるよ』なんだよ」……なんて言ってみると，子どももびっくりです。おやすみ前の回文とダジャレを紹介します。

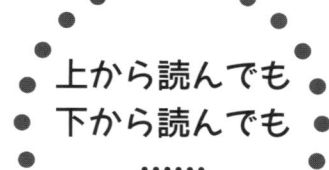

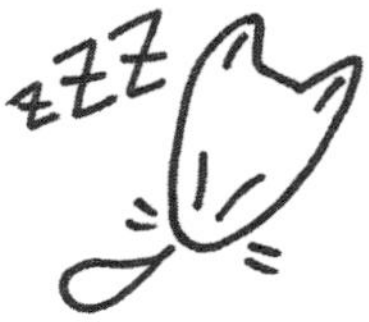

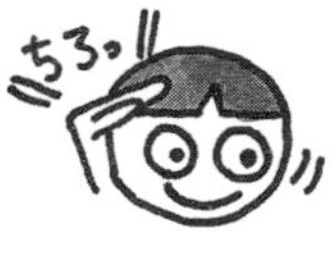

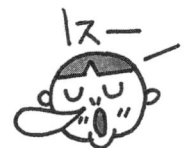

上から読んでも 下から読んでも……

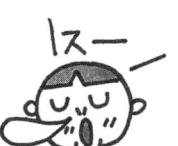

- 寝息，大きいね。
- 夜，見てみるヨ。
- 夜起きぬ たぬき おるよ。
- 夜，イモリも居るよ。

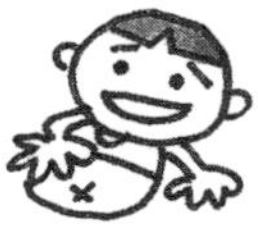

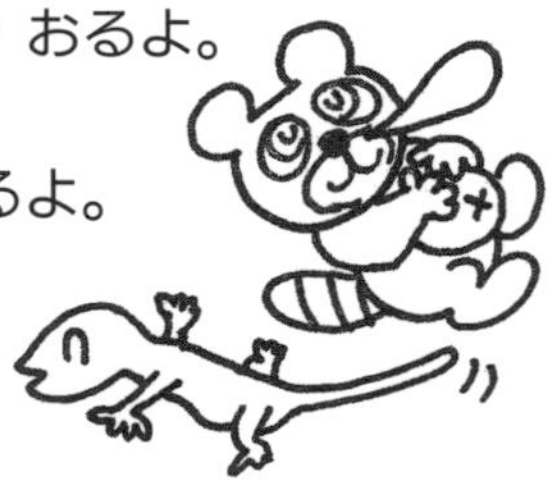

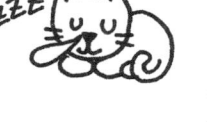

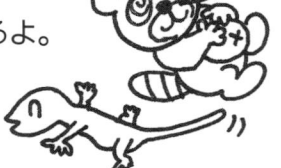

- 夜でも出るよ。
- 夜，くつをつくるよ。
- 寝つきよいよ，キツネ。
- 夜ね，小猫寝るよ。
- 夜，おなか治るよ。
- 枕からクマ！

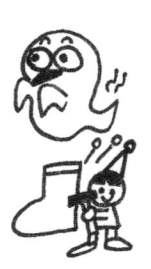

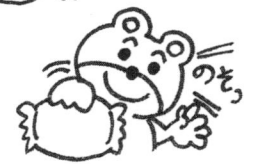

おやすみ前の ダジャレタイム

- 深夜の勤務はさみシンヤ。
- 夜はもう寝ナイト（night）！
- 消灯時間は9時にしまショウトゥ決めたのヨ！
- ふとんがふっとんだ！

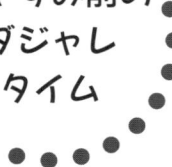

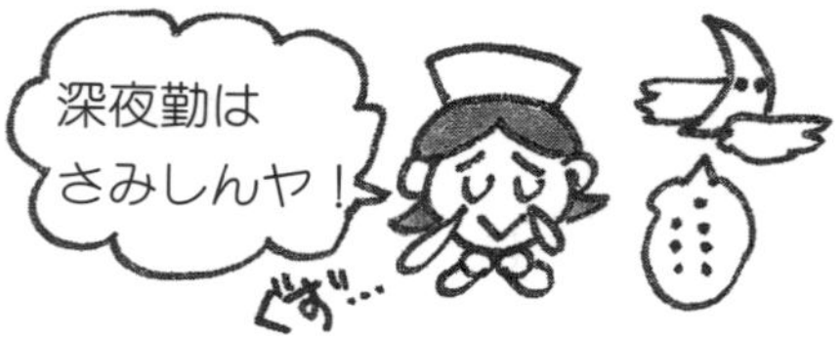

深夜勤はさみしんヤ！

8 眠れない子のためのナースの技 BEST4

㊵ いい夢が見れますように
おまじないを教えましょう

お手軽度

眠れない子どもとのちょっとした会話のネタに夢のおまじないを教えてあげてはいかがでしょう。昔からあるおまじないです。

バクのおまじない

バクは昔から悪い夢を食べてくれる動物と言われています。バクの絵を描いて枕の下に置いて寝ると，いい夢を見られると言われています。

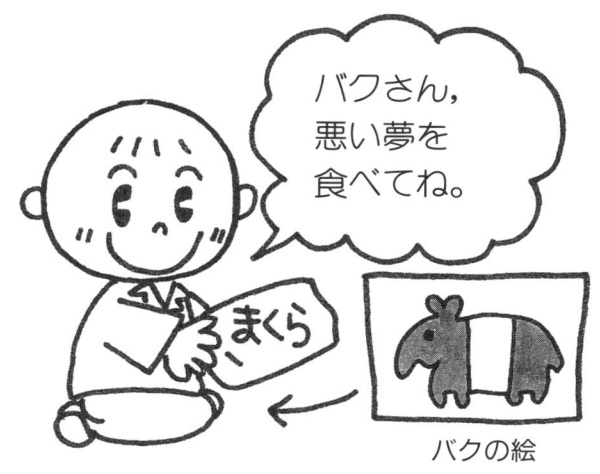

「バクさん，悪い夢を食べてね。」

バクの絵

※夢を食べるバクは正しくは想像上の動物です。

ちなみに… 朝起きて嫌な夢を見た時，「バクバクバク」と3回唱えると嫌な夢の力は消えると言われています。

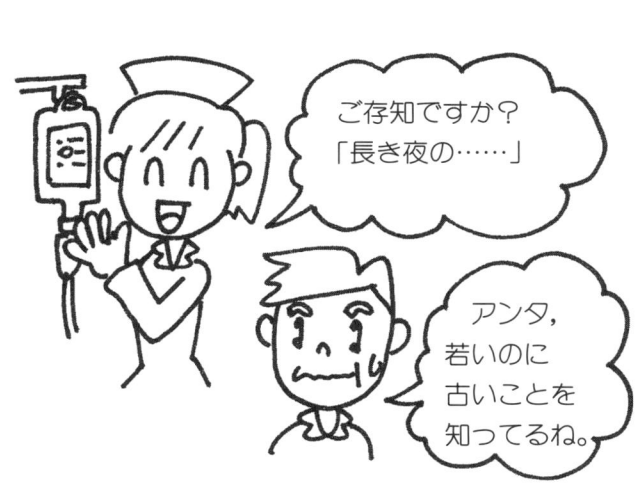

ちょっと大人向けのおまじない

「ご存知ですか？『長き夜の……』」

「アンタ，若いのに古いことを知ってるね。」

子どもより大人にウケるおまじないですね！

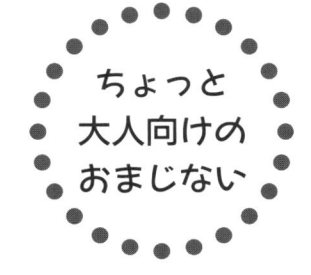

日本古来の言い伝えで，枕の下に「なかきよの とをのねふりの みなめさめ なみのりふねの おとのよきかな」と書いていれておいたり，唱えて寝るとよい夢が見られるそうです。これは，上から読んでも下から読んでも同じ回文で，漢字で書くと「長き夜の 遠の眠りの 皆目覚め 波乗り船の 音の良きかな」となり，呪文のようでもありますね。

会いたい人に夢の中で会うおまじない

寝衣（パジャマ）を裏返しにして着て寝ると，夢の中で会いたい人に会えるそうです。「万葉集」にもでてくる日本古来のおまじないです。

本来，恋人の夢を見るおまじないですが，子どもだったら「お父さんの夢が見られるかもね」などと，応用してもよいでしょう。

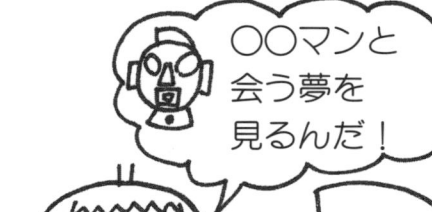

○○マンと会う夢を見るんだ！

あくまでもおまじないだからネ……見られるかなあ。

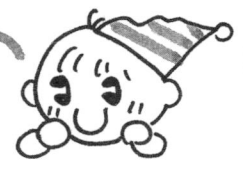

おやすみなさいのまめ知識

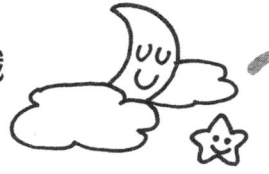

▶方言で「おやすみなさい」
・オヤスメンシェ。（岩手県）
・オヤスミナちゃい。（山口県の一部）
・ユフミンソーリ。（沖縄県）
・ユクヨーナーラ。（沖縄県の一部）

▶いろんな国の「おやすみなさい」
・Good night.（英語）グッドナイト
・Bonne nuit.（フランス語）ボンヌニュイ
・晩安.（中国語）ワンアン

今日は中国語で晩安（ワンアン）！

看護師さん，物知りだなあ。

あとがき

　病棟ナースとして勤務をしたり，市の保健センターや保健所で保健師として働いた経験を持つ私ですが，正直言って，母子保健の分野は苦手でした。
　予想もつかない動きをするミニ怪物たち（というか猛獣）。成長発達が目覚しく，病変も急激であり回復も早い，赤ちゃんや子ども。それをとりまくお母さんたちの苦労も計り知れません。育児の経験がないと，お母さん方と話をするのにもいまいち，説得力がないような気がしていました（今から思うと，決してそのようなことはないのですが……）。その当時，職場にいた先輩やお母さん方や子どもたちから教わったことは数知れません。
　私も今では母親となり，「あの子はどうしているだろう，どんな人生を歩んでいるだろう」「あのお母さんは元気だろうか」と，時折，気にかかります。そして，当時私の至らなかった部分を謝りたくなったりもしています。
　ところが，私の母が数年前に交通事故であっという間に他界し（母は10年以上保育士をしていました），その後私も結婚し，自分自身，2児の母となり，いろいろな出来事を重ねていくうちに，何か私も意識が変わってきたような気がします。今では夜中に子育て支援の本を執筆している時や，小さい子でも遊べるおもちゃや工作のことをあれこれ真剣に考えている時などは，まるで死んだ母が乗り移っていたのではないかと思えるくらいで，ハッと我に返ってびっくりするようなこともしばしばです。多分保育士だった母は，死んでからもなお，何だかんだ言って，子どもたちとまだ遊びたいがために，私の体を借りて乳幼児に関わろうとしているに違いありません。死んでいるくせにおちゃめな母です。おっちょこちょいで，絵もピアノも下手な保育士の母でしたが，子どもたちのことがやはり大好きだったのでしょう。
　この本を手にとった方がどのような環境で働く看護師さんなのかはわかりませんが，「子どものことが好きで，子どもの喜ぶ顔が見たいと思う心がある方」，ということだけは共通でしょう。
　——今回もいろいろな方に支えられ1冊の本ができました。
　絶大なる応援をしてくださった，助産師・川越展美さん，家庭保育園ひよこクラブ代表・武田かほる先生，東保育園子育て支援ルーム指導員・窪田博美先生，看護師・杣谷由美さん，大内潤子さん，岩見沢聖十字幼稚園の皆様，網走藤幼稚園の皆様，託児室YOU・大澤礼子先生，小原優子先生——に心から感謝します。特に，撮影モデルをしてくださった川越さんと佐々木さんは著者の私より美しく見栄えもよいので助かりました。もちろん，ここには書ききれないくらい，他の友人の支えもありました。ご先祖の皆様にも（!?）助けてもらいました。いろいろな方々のお陰です。ありがとうございました。
　でも一番お礼を言いたいのは旦那さんと子どもたちです。
　本当にありがとう。

青木智恵子

著者紹介

●青木智恵子

　本名，鈴木智恵子。学生時代に広告デザイン・4こまマンガ・警備員・家庭教師等，様々なアルバイトをしながら，北海道大学医療技術短期大学部看護学科・北海道立衛生学院保健婦科を卒業。後に保健センターの保健師，病棟の看護師，保健所の保健師を務め，現在，北海道網走市に在住。二児の母。

　同著者による『保健婦・養護教諭のための楽しいカット集』『高齢者福祉・介護・保健のためのイラスト・カット集』『栄養士のための楽しいイラスト・カット集』『そのままコピー！　母子保健のための楽しいイラスト・カット集』『介護保険・福祉に役立つイラスト・カット集』『ハンディ版　介護・福祉のちらし・おたより・カット集』『子育て支援のためのイラスト・カット集』(以上，黎明書房)も続々増刷発売中。

撮影モデル

川越展美

佐々木真紀子

鈴木悠真

鈴木愛理

子どもを喜ばせるナースの簡単技 BEST40

2004年10月1日　初版発行

著　者		青木　智恵子
発行者		武馬　久仁裕
印　刷	株式会社	太洋社
製　本	株式会社	太洋社

発　行　所　　株式会社　黎明書房

〒460-0002　名古屋市中区丸の内3-6-27 EBSビル
☎052-962-3045　FAX 052-951-9065　振替・00880-1-59001
〒101-0051　東京連絡所・千代田区神田神保町1-32-2
南部ビル302号　☎03-3268-3470

落丁本・乱丁本はお取替します。　　ISBN4-654-01951-0
© C. Aoki 2004, Printed in Japan